ANATOMIE

PATHOLOGIQUE

AVEC

MODÈLES EN RELIEF.

AVIS.

Les personnes qui désireraient voir les modèles en relief pourront en prendre connaissance tous les jours chez l'auteur, de 11 à 3 heures.

Les médecins français ou étrangers qui auraient des observations sur l'Anatomie pathologique, et qui voudraient les faire connaître, sont priés de les adresser à M. le docteur FÉLIX THIBERT, rue du Cherche-Midi, 100.

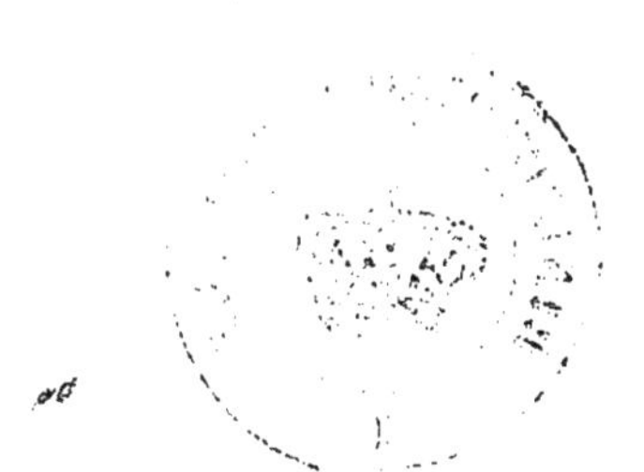

PARIS. — IMPRIMERIE DE BÉTHUNE ET PLON, Rue de Vaugirard, 36.

ANATOMIE
PATHOLOGIQUE

AVEC

MODÈLES EN RELIEF,

COMPRENANT

1° LES MALADIES, LES LUXATIONS ET LES FRACTURES DES OS;
2° LES ALTÉRATIONS DES TISSUS QUI ONT RAPPORT A LA MÉDECINE
ET A LA CHIRURGIE;
3° L'ANATOMIE PATHOLOGIQUE COMPARÉE;
4° LA TOXICOLOGIE ET CE QUI COMPOSE L'ANATOMIE PATHOLOGIQUE MÉDICO-LÉGALE

PAR

LE DOCTEUR **FÉLIX THIBERT** (DE SEURRE).

Meminisse juvabit......
VIRG., *Æn.*, lib. I.

Qu'est l'observation, si on ignore
où est le siège du mal?
BICHAT.

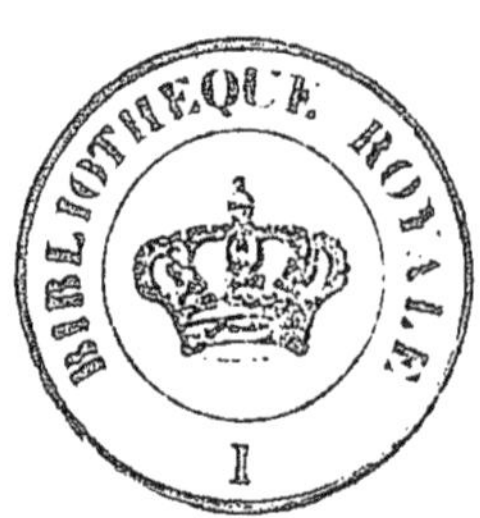

PREMIÈRE PARTIE.

CHEZ L'AUTEUR, RUE DU CHERCHE-MIDI, 100;

PARIS.	LONDRES.
LABÉ, LIBRAIRE, anc. maison GABON,	J. DESFONTAINES,
RUE DE L'ÉCOLE-DE-MÉDECINE, 10.	58, QUADRANT, REGENT-STREET.

1839.

A la Mémoire

DE MON EXCELLENT PÈRE

ET

DE MA TENDRE MÈRE.

[illegible]

[illegible]

[illegible]

[illegible]

PRÉFACE.

Les sciences sont long-temps dans l'enfance; leurs progrès sont lents, et leur développement est l'ouvrage de plusieurs siècles. Jusqu'au dix-huitième, l'anatomie pathologique est une de celles qu'on a le moins cultivées. Les anciens ne s'occupaient que des objets qui frappaient leur vue et nullement des parties intérieures. A quoi tient ce long abandon? aux préjugés qui se sont toujours opposés à l'ouverture des cadavres, aux difficultés d'un si grand travail et aux dégoûts que beaucoup de personnes n'ont jamais pu vaincre. Aussi combien d'opinions diverses trouvons-nous dans les ouvrages des premiers médecins, sur le siége, la cause, la nature des maladies? Bonet et Morgagni ont sorti cette science de l'oubli où elle était; Senac, Lieutaud, Vicq-d'Azir n'ont pas pensé qu'elle dût être délaissée et lui ont donné tous leurs soins. Enfin de nos jours les Bichat, les Dupuytren, les Bayle, les Laennec, les Broussais ont fait faire des progrès étonnants à cette partie de la médecine. Cependant il ne faut pas croire que nos connaissances soient les bornes de l'art de guérir, et les hommes les plus laborieux et les plus instruits ne peuvent en si peu de temps avoir porté à son dernier degré de perfection une science dont les éléments sont si variables, et au développement de laquelle plusieurs siècles seront encore nécessaires.

Le nombre de ceux qui se sont livrés à l'étude de l'anatomie pathologique depuis cent ans est surprenant, et les observations qu'ils ont laissées sont tellement divisées qu'il est impossible d'en connaître la plus grande partie. Je crois donc rendre un véritable service à la médecine en publiant ce recueil d'observations. Nos maladies sont trop nombreuses et trop variées, leurs causes sont si cachées, que je ne prétends pas parvenir à les décrire toutes. Néanmoins j'espère épargner bien des peines à ceux qui viendront après moi, et j'aurai frayé une route à ceux qui voudront cultiver ce champ si vaste, encore trop inconnu. Je suis jeune encore, mais s'il ne m'était pas permis d'achever l'œuvre que j'ai commencée, au moins il me reste l'espoir que quelques-uns des élèves qui puisent dans les leçons de nos savants professeurs des connaissances toujours nouvelles, emploieront un jour leurs talents à compléter et à perfectionner le travail que je leur consacre aujourd'hui. Je serais heureux de pouvoir dire comme un savant écrivain : « Jeter de la semence » dans une terre bien préparée, c'est s'assurer » une riche et heureuse récolte. »

J'ai fait précéder mes observations d'un rapide *Aperçu historique de l'Anatomie pathologique.* Ces recherches m'ont paru d'autant plus importantes qu'elles servent à faire connaître les efforts des médecins pour parvenir à la connaissance des affections morbides et qu'elles sont une preuve de plus pour démontrer l'utilité des pièces d'anatomie pathologique que j'offre aujourd'hui au public.

A mesure que les faits se présenteront à mon observation, je les reproduirai, ayant toujours soin de les diviser en quatre parties dont j'ai fait sentir l'utilité et l'importance par quelques considérations que j'ai présentées plus loin. Dans cet immense travail, je n'ai eu en vue que la science et l'humanité. Je suis heureux de pouvoir témoigner la plus vive reconnaissance à M. Orfila, doyen de la Faculté de médecine de Paris, qui m'a exhorté à publier les observations que j'avais recueillies. Ses conseils m'ont été de la plus grande utilité, et il a donné à mon entreprise tous les encouragements qui étaient en son pouvoir. Toujours il s'est fait un plaisir d'aider les découvertes qu'il a reconnues utiles, et mon ouvrage n'aurait peut-être pas encore vu le jour, si je n'avais trouvé dans M. Orfila un savant empressé de favoriser les sciences médicales auxquelles il s'est lui-même livré avec tant de zèle et de succès.

Je ne crois pas devoir rapporter ici toutes les marques d'encouragement qui me sont adressées chaque jour; cependant je pense ne pouvoir mieux faire sentir aux médecins l'importance de ce travail qu'en m'appuyant de la haute approbation du conseil de l'Université. Je reproduis la décision

telle qu'elle est dans le *Journal général de l'Instruction publique*, du 24 octobre 1838. « Le con-
» seil de l'Université, consulté sur la question de
» savoir s'il serait avantageux pour les Étudiants
» en médecine de placer dans les Facultés et dans
» les écoles secondaires les collections ou mo-
» dèles en relief d'anatomie pathologique du doc-
» teur Félix Thibert, vient de se prononcer pour
» l'affirmative. »

11 décembre 1838.

APERÇU HISTORIQUE

SUR

L'ANATOMIE PATHOLOGIQUE.

L'anatomie pathologique est une des acquisitions les plus récentes de la science ; elle était complètement inconnue des anciens. L'anatomie elle-même fut long-temps ignorée. Sans doute à quelque époque de l'antiquité qu'on remonte, on trouvera des notions sur le foie, les poumons, le cœur, les intestins des animaux ; et l'on n'a rien à opposer à ceux qui, ne cherchant dans l'anatomie que la connaissance de telle ou telle partie du corps, veulent trouver des anatomistes chez les Hébreux, les Égyptiens et les Indiens. Dans les sacrifices des animaux à la divinité, les prêtres sacrificateurs cherchaient, au milieu des entrailles des victimes, à lire les arrêts du destin ; ils observaient les viscères pour en tirer leurs présages. Doit-on en conclure qu'ils connaissaient l'anatomie, et qu'ils faisaient leurs réponses

1

d'après les lésions qu'ils découvraient dans les organes ?

Si l'on veut aussi trouver l'anatomie dans les sacrifices humains, on verra malheureusement la plupart des peuples immoler des victimes. Les Phéniciens, les Égyptiens, les Arabes, les Cananéens, les habitants de Tyr et de Carthage, les Perses, les Athéniens, les Lacédémoniens, les Ioniens, tous les Grecs du continent et des îles, et plus tard les Romains, les anciens Bretons, les Espagnols et les Gaulois ont été également plongés dans cette affreuse superstition. On ne sait pas qui le premier osa conseiller cette barbarie : Moïse la reproche aux Amorrhéens ; les Moabites sacrifiaient leurs enfants à leur dieu Moloch; Mahomet défend aussi cette horrible coutume aux Arabes idolâtres [1]. Pline assure que l'usage d'immoler les victimes humaines subsista jusqu'à l'an 95 de Jésus-Christ, qu'il fut aboli par un sénatus-consulte de l'an 657 de Rome; mais il est certain qu'il continua malgré les édits renouvelés des empereurs. C'était un des dogmes établis par les Druides chez les Gaulois, qu'on ne pouvait satisfaire les dieux que par un échange, et que la vie d'un homme était le seul prix capable de racheter celle d'un autre. Les Aruspices, les Druides, ces sacrificateurs qui vivaient de l'ignorance publique, connurent-ils l'anatomie? Non, nous osons l'affirmer. Quelles furent leurs observations,

[1] Coran, tom. Ier, chap. 3.

où sont les matériaux qu'ils ont rassemblés? S'ils eussent seulement soupçonné l'étude de cette science, ils auraient cherché à comprendre quelles pouvaient être les causes des dérangements qu'ils durent apercevoir, et il nous resterait d'eux un souvenir autre qu'un souvenir d'horreur et de dégoût.

Mais ne nous arrêtons pas à chercher l'origine de cette science, qu'on voudrait faire remonter jusqu'aux premiers âges du monde, et que quelques historiens prétendent avoir été connue du moment que l'homme ouvrit des animaux pour suffire à ses besoins. Laissons Diogène de Laërce et saint Clément d'Alexandrie attribuer aux philosophes et surtout aux pythagoriciens les premières connaissances anatomiques trouvées sur des animaux. En effet, il eût été difficile de les puiser sur le corps humain; on craignait d'interroger la mort, et l'on ne pouvait envisager sans horreur l'idée de chercher dans un cadavre des connaissances utiles à la vie de ses semblables.

Hippocrate, le plus grand des Asclépiades, ne nous a rien laissé sur l'anatomie. Ses écrits *authentiques* nous portent à croire qu'il n'a jamais disséqué, et la partie la plus exacte de son anatomie est l'ostéologie, qu'il avait eu occasion d'étudier dans les gymnases. Si la postérité lui a décerné le titre de Père de la Médecine, au moins donnera-t-elle à Aristote celui de Père de l'Anatomie. Alcméon de Crétone, disciple de Pythagore, avait avant lui, il est vrai, disséqué des animaux; mais il n'est personne qui ait produit une aussi grande révolution dans les sciences. Il disséqua et examina une foule de quadrupèdes, d'oiseaux, de poissons et d'insectes; cependant on doit croire qu'il n'anatomisa pas de cadavres humains, puisqu'il dit lui-même qu'il ne connaît pas les parties intérieures de l'homme [1]. Alexandre, qui n'hésitait pas à sacrifier des milliers d'hommes pour satisfaire son ambition, ne chercha pas à vaincre le préjugé qui s'opposait à l'étude de l'anatomie. On trouve dans les écrits d'Aristote quelques faits relatifs à l'anatomie pathologique : il a connu les parties intérieures de plusieurs animaux, les poumons, le cœur qu'il a regardé comme la source du sang et comme le principe des veines et des nerfs, parce qu'il prenait pour des nerfs les fibres tendineuses de cet organe; le vaisseau qui sort du ventricule gauche et qu'il a nommé *aorte*, les canaux de la semence, la communication des artères avec les veines [2], etc. Aristote explique en outre, d'une manière précise, tout ce qui a rapport à la nutrition ; il donne même des idées assez justes sur les fonctions des vaisseaux chilifères.

[1] At verò interiores contra. Sunt enim hominum in primis incertæ atque incognitæ. Quam ob rem ad cæterorum animalium partes, quarum similes sunt humanæ, referentes, eas contemplari debemus. ARISTOTELIS. *De Hist. animal.*, lib. I, cap. 16.

[2] In nullâ hostiâ cor itâ affectum visum adhuc est, ut in cœteris visceribus eernitur.... At verò quæ morbo, vitiisque ejusmodi pereunt animalia, iis dissectis affectus morbosi in corde conspiciuntur. — ARISTOT. *De part. animal.*, lib. III, cap. 4.

Dioclès, Proxagoras et quelques autres philosophes continuèrent à étudier l'anatomie sur des animaux. Leurs écrits sont perdus pour nous : Plutarque et Galien en rapportent quelques fragments qui nous font peu regretter la perte de ces ouvrages.

Mais l'anatomie, cette base essentielle de toute instruction médicale, était encore dans l'enfance ; le préjugé arrêtait ceux qu'un désir de s'instruire attirait vers cette étude. Enfin, deux hommes que la postérité honorera toujours osèrent braver l'opinion publique et chercher dans le corps humain le principe de la vie.

La gloire de comprendre toute l'utilité des recherches anatomiques, et d'oser s'y livrer sur le cadavre même de l'homme, était réservée à Hérophile et Érasistrate, fondateurs de cette école d'Alexandrie qui a tant de droits à notre admiration.

Quel sujet d'étonnement n'est-ce point de voir, dans le pays du monde peut-être où la superstition et les préjugés opposaient les plus grands obstacles à l'anatomie, cette science prendre rang une des premières, et briller du plus vif éclat parmi celles dont la culture embellit la cour des Ptolémées?

Hérophile de Chalcédoine et Érasistrate, disciple de Chrysippe, créèrent l'école d'Alexandrie [1]. Les

[1] Hérophile naquit à Chalcédoine, en Bythinie (ou à Carthage, selon Galien), vers l'an 344 avant J.-C., environ dix ans plus tôt que Seleucus Nicanor, à la cour duquel vivait Érasistrate de Ceos, et non point de Cos, comme l'ont cru plusieurs auteurs trompés par la ressemblance de nom. Ce fut Érasistrate qui découvrit la passion d'Antiochus Soter,

rois de la dynastie de Ptolémée, qui protégèrent avec tant d'éclat les sciences et les arts, non-seulement permirent à ces hommes célèbres de prendre les cadavres des suppliciés, mais encore, si l'on en croit le rapport de Pline [1], ils assistèrent à leurs démonstrations anatomiques et se livrèrent à cette étude. Par cet exemple, ils détruisaient le blâme auquel s'exposaient les médecins en se livrant à de pareilles recherches. Néanmoins leurs contemporains furent tellement étonnés de leurs découvertes, qu'ils les accusèrent d'avoir fait des expériences sur des vivants. Celse et Tertullien n'ont pas craint de répéter et de soutenir cette accusation infâme, et c'est une de ces horribles fables auxquelles on nous permettra de ne pas ajouter foi. « Érasistrate et Hérophile, dit Celse, « ont disséqué vivants des criminels condamnés à la « mort, que les rois tiraient des prisons pour les leur « remettre. »

Les ouvrages d'Érasistrate et d'Hérophile ne sont point parvenus jusqu'à nous ; ce n'est que d'après Galien que nous en connaissons une partie. Les écrits d'Hérophile, dont une partie avait pour but de connaître la cause des maladies, existaient encore dans le deuxième siècle de l'ère chrétienne. Ce sont ceux-

fils de Seleucus, pour Stratonice, sa belle-mère. Ce fait est rapporté par un grand nombre d'écrivains, et doit suffire pour prouver qu'Hérophile et Érasistrate étaient contemporains.

[1] Compertum sit in Ægypto, regibus corpora mortuorum, ad scrutandos, morbos insecantibus. — Plinii. *Hist. natur.*, lib. xix, cap. 26. 6 in-8°, Paris, 1831.

là surtout que nous devons regretter. Cicéron, Plutarque, Celse, Galien, et presque tous les auteurs anciens, parlent de lui avec tant d'admiration, qu'on ne peut lui disputer le premier rang entre les médecins de son temps. En effet, Hérophile est le premier qui ait eu l'idée d'ouvrir des cadavres, afin d'étudier la nature et le siége de la maladie à laquelle ils avaient succombé; il convient donc de lui attribuer, d'après le témoignage de Pline, l'invention de l'anatomie pathologique.

Ces deux anatomistes eurent un grand nombre de disciples à Smyrne, à Laodicée et dans plusieurs villes de la Grèce; mais aucun ne suivit la carrière que ces grands hommes avaient ouverte. Tout en conservant le renom de la première école du monde, Alexandrie perdit peu à peu les avantages qui le lui avaient mérité. Les dissections de cadavres humains y devinrent de moins en moins fréquentes, et l'usage en était perdu au temps de Rufus d'Éphèse [1], le premier auteur d'une nomenclature anatomique, et d'un petit Traité des maladies des reins et de la vessie.

L'histoire ne nous a conservé que les noms de quelques médecins qui s'appliquèrent à l'étude de l'anatomie sous l'empire de Trajan et d'Adrien, et

[1] Ante omnia ut interiora appellanda sint, animal quodpiam homini quam simillimum dissecantes, instruere te conabimur. Verum priscis temporibus in humanis corporibus talia generosiùs ostendebant. — RUFUS. *Appellat. corp. hum.*, lib. I, cap. 2.

dont les ouvrages ont péri avec les monuments dans lesquels ils étaient déposés.

Il faut descendre jusqu'à Galien, au deuxième siècle de notre ère, pour trouver de nouveaux mais faibles progrès dans l'anatomie. Ce grand homme, le plus savant, le plus laborieux de son siècle, naquit à Pergame, 151 ans après J.-C. Il possédait à fond tout ce qui avait été découvert jusqu'alors en anatomie. Ne pouvant l'emporter sur les préjugés de son temps et s'éclairer lui-même par la dissection de l'homme, il prouva combien, malgré les obstacles, l'on peut encore être utile. Galien disséqua beaucoup, mais il est probable qu'il eut occasion de voir peu de cadavres humains. Vésale a démontré clairement qu'il n'avait que des corps de singe sous les yeux quand il écrivait son anatomie. De son temps, on ne faisait pas de démonstrations publiques; on ne pouvait se procurer que les cadavres des hommes égorgés dans les campagnes; à peine pouvait-on ouvrir à la hâte ceux qui avaient été exposés aux bêtes et aux serpents à l'amphithéâtre. Quelquefois on disséquait les corps des enfants morts exposés sur les grands chemins [1]. Malgré tous ses efforts, la science de la

[1] Les Romains avaient la cruauté de délaisser et d'exposer leurs enfants nouveau-nés. Cet odieux usage provenait du pouvoir illimité que Romulus avait donné aux pères sur leurs enfants. On les exposait à Rome le long du Tibre, sur le bord du lac Vélabre, près les égoûts et la colonne lactaire. Les empereurs Gratien et Valentinien abolirent cette horrible coutume. — TERTULLIEN. *Apologie*, chap. 9. — DENYS D'HALICARNASSE, lib. II.

nature humaine ne fit que des progrès lents, et il la laissa à peu près au même point où il l'avait trouvée. Quoi qu'il en soit, Galien brille au premier rang des anatomistes de l'antiquité, et d'un éclat d'autant plus vif qu'après lui on ne trouve que des abréviateurs et des copistes.

Après Galien, l'anatomie retomba dans une vraie décadence jusqu'au renouvellement des lettres.

Les désastres de l'empire romain, la barbarie des peuples du Nord se disputant les débris de cet empire comme une proie, amenèrent la destruction des lettres, des sciences et des arts. L'anatomie pathologique disparut, et pendant plusieurs siècles il n'en exista pas le moindre vestige.

L'art de guérir jeta une faible lueur dans l'école des Arabes, mais l'anatomie leur fut étrangère. Le Coran condamnait l'ouverture d'un cadavre humain comme une profanation sacrilége. Les Juifs regardaient la pratique de l'anatomie comme une impiété.

Dans le moyen-âge, les chrétiens se sentirent encore plus que les Musulmans de l'éclipse dont l'anatomie fut obscurcie. Cassiodore, qui vivait au commencement du septième siècle, nous apprend qu'il y avait, de son temps, des comtes chargés par leur office d'empêcher la violation des sépulcres. La loi salique, qui fut la constitution des Francs et des autres peuples de la Germanie, interdisait le commerce des hommes à celui qui avait exhumé un cadavre, jusqu'à ce que les parents du mort, acceptant satisfaction, eussent permis qu'il pût revenir dans la société [1].

Ali-Abbas, surnommé El-Akim, de même que la plupart des médecins arabes, plaçait l'anatomie et la physiologie au premier rang des connaissances du médecin et du chirurgien. Le premier, il composa un corps complet de médecine dans la langue arabe qu'il dédia au calife Adad-Addaoulah, vers l'an 980 (370 de l'hég.). En cette même année, naquit Avicenne, le plus célèbre des médecins orientaux, dont on néglige beaucoup trop les *Canons* aujourd'hui, après les avoir exclusivement étudiés pendant six siècles. Puis vint Averrhoès, habile théoricien, mais peu praticien. Plusieurs fois il exprima cette vérité, trop peu sentie et si souvent oubliée, qu'un honnête homme peut se plaire à la théorie de cette science, mais doit trembler quand il veut en faire la moindre application pratique, tant il est difficile et délicat de préciser les cas. Tous ces hommes, ainsi que beaucoup d'autres de la même école qu'il serait trop long d'énumérer, n'étudièrent l'anatomie que dans les ouvrages d'Hippocrate, d'Aristote et de Galien, qu'ils se contentèrent de paraphraser. Cette méthode ne fit que répandre des erreurs, qui devinrent sacrées pour ceux qui s'attachèrent à l'école arabe.

Dans le douzième siècle, l'Europe vit s'organiser

[1] Lex Salica. Titulus LVII, art. 5.

les universités ; mais l'anatomie fut proscrite par les ecclésiastiques qui étaient à la tête de ces institutions, sous le vain prétexte que l'Église abhorre le sang [1], quoique alors les évêques se fissent un double mérite de répandre celui des hérétiques, comme juges de la foi, et celui de leurs ennemis, comme seigneurs de fiefs. C'est à cette époque qu'il faut placer le Traité d'anatomie pathologique que nous a laissé Gari Pontus, médecin de l'école de Salerne [2].

Vers la fin du treizième siècle, on commençait en Italie à sortir de cette ignorance grossière dont les ténèbres avaient couvert l'Europe depuis la chute de l'empire romain. Les peuples, fatigués de leurs longues dissensions, heureux de leur liberté si chèrement acquise, reportèrent leur imagination vers l'étude. L'Italie fut le berceau de la renaissance des lettres, des sciences et des beaux-arts, et ce fut la source commune où vinrent puiser les nations mêmes qui devaient la surpasser un jour.

L'empereur Frédéric II, fils de Henri VI, voulut être le restaurateur de l'art anatomique, et il servit la science par ses propres travaux. Il rendit une ordonnance par laquelle il défendait l'exercice de la chirurgie à ceux qui n'avaient pas étudié l'anatomie sur des cadavres humains ; elle imposait aussi aux écoles de Sicile et de Naples l'obligation d'anatomiser publi-

[1] Cette défense fut faite au concile de Tours tenu en 1163.

[2] *De Morborum causis.*, lib. octo. Basileæ, 1526, 1531.

quement au moins un cadavre tous les cinq ans[1]. Heureux les princes dont les pensées tendent à l'avancement des sciences! Si l'empereur Frédéric n'eut pas le bonheur de voir se réaliser les espérances qu'il se promettait d'aussi sages institutions, du moins son nom est-il placé à côté de celui des Ptolémées, que les médecins ne prononceront jamais qu'avec respect. Ce fut en 1306 seulement, plus d'un demi-siècle après sa mort, que Mundinus, de Bologne, médecin de Milan, disséqua le cadavre d'une femme. Dix ans plus tard, il en anatomisa deux autres. Personne, depuis Hérophile et Érasistrate, c'est-à-dire depuis environ 1500 ans, n'avait enseigné l'anatomie sur un cadavre humain. Si l'on jette un coup-d'œil sur ses écrits anatomiques, quelles réflexions n'est-on pas porté à faire? « Pour arriver « aux muscles profonds des extrémités, il faut, dit-« il, laisser sécher le cadavre au soleil pendant trois « ans. » Dans quel état d'enfance était la science! Près

[1] Nous transcrivons ici un des articles de l'ordonnance de Frédéric II; il est conçu en ces termes :

Jubemus in posterum nullum medici titulum prætendentem audere practitari aliter, vel mederi, nisi Salerni, primitùs et in conventu publico magistrorum, judicio comprobatus, cum testimonialibus litteris.

Salubri etiam constitutione sancimus, ut nullus chirurgicus ad practicam admittatur, nisi testimoniales litteras afferat magistrorum in medicinali facultate legentium, quod per annum saltem in eâ parte medicinæ studuerit quæ chirurgiæ instruit facultatem et præsertim anatomiam humanorum corporum in scholia dedicerit, et sit in eâ parte medicinæ perfectus, sine quâ nec incisiones salubriter fieri poterunt, nec factæ curari. — *Codex legum antiquarum Lindenbrogi.* Francfurti, 1613.

de cinq siècles plus tard, nous lisons dans l'ouvrage d'un des médecins qui ont donné le plus d'impulsion à l'anatomie pathologique: « Le cadavre ne peut « être trop frais pour la dissection. A chaque heure « qu'on le garde, il perd quelques-unes de ses pro- « priétés pour les démonstrations anatomiques. Le « sang se transsude, toutes les parties prennent une « couleur qui n'a plus l'aspect naturel et distinct; en- « fin, arrive la putréfaction qui rend tous les corps « charnus mous et confus [1]. »

Nous avons vu l'anatomie pathologique qu'Hérophile avait étudiée avec persévérance tomber dans l'oubli pendant une longue suite de siècles. A peine l'anatomie reparaît-elle, que les médecins cherchent à connaître les parties intérieures du corps humain. Guy de Chauliac, qui composa sa Grande Chirurgie en 1363, dit que maître Barthélemi ou Bertuccius enseignait à Montpellier l'anatomie sur un cadavre humain, et qu'il faisait quatre leçons : la première, sur les viscères du bas-ventre ; la seconde, sur ceux de la poitrine; la troisième, sur le cerveau; la quatrième et la dernière était une démonstration des extrémités supérieures et inférieures [2]. Quelque temps

[1] « The dead body cannot be too fresh for dissection; every hour « that it is kept, it is loosing something of its fitness for anatomical « demonstrations; the blood is transuding, and bringing all the parts « nearer to one colour, which takes off the natural and distinct appea- « rance; and putrefaction is advancing which makes all the fleshy « parts tender and indistinct. » — W. HUNTER. *Two Introductory lectures*, etc. Lond., 1784.

[2] Mundinus Bononiensis qui super anatomiam scripsit et eam fecit

après, les docteurs de Montpellier demandèrent la permission de prendre chaque année le cadavre d'un criminel supplicié. Louis d'Anjou, frère de Charles V, gouverneur de la province du Languedoc, la leur accorda en 1376, et elle le fut ensuite, en 1377, par Charles-le-Mauvais, roi de Navarre, qui était alors seigneur de Montpellier; en 1396, par Charles VI, roi de France; et en 1485, par Charles VIII. Enfin, onze ans plus tard, Charles VIII, par lettres-patentes de 1496, permet aux docteurs de Montpellier de *prendre un cadavre tous les ans de ceux qui seront exécutés à Montpellier*. « Cet établissement, « dit Astruc, est très-glorieux pour l'école de Mont- « pellier; car il en résulte qu'elle est la première « où l'on ait fait des démonstrations publiques d'a- « natomie. » Quelque glorieux que paraisse cet établissement à l'auteur que nous venons de citer, il a bien mal rempli l'intention des fondateurs, puisque nous ne voyons aucune découverte dans cette école pendant près de cent ans. Léonard Bertapalia rapporte que de son temps l'on fit à Padoue la dissection du cadavre d'un homme et de l'utérus d'une femme l'an 1429 et 1430 [1]. Les médecins et les

multoties, et magister meus Bertucius per hunc modum. Situato corpore in banco, faciebat de ipso quatuor lectiones. In primâ, tractabantur membra nutritiva, quia citiùs putribilia; in secundâ, membra spiritualia; in tertiâ, membra animata; in quartâ, extremitates tractabantur. — GUIDO DE CAULIACO. *Anatom.*, cap. 1, doctr. 1.

[1] Anno Domini 1429, octavâ die mensis februarii, facta fuit anatomia de quodam viro Bergomensis, etc.

Anno 1430, in vigiliâ Ascensionis Domini, facta fuit anatomia de chirurgiens de Paris ne commencèrent à disséquer que vers l'an 1494. Leurs écoles, dont la Faculté de Médecine posa les fondements en 1472, ne devinrent publiques qu'en 1505.

Jusque-là les progrès de l'anatomie avaient été lents, les ecclésiastiques qui s'y livraient, en France, l'avaient abandonnée aux laïques, et ils se contentaient de l'étudier dans les écrits de Galien. La superstition fit encore de nouveaux efforts pour entraver cette science. On regardait comme un sacrilége de se livrer à l'étude de l'anatomie. Si l'on en croit Werner Rolfink, on défendit à un médecin de Padoue de l'enseigner sous peine d'excommunication. En 1556, Charles-Quint fit demander aux théologiens de l'Université de Salamanque s'il était permis à des catholiques d'ouvrir des cadavres humains. Les docteurs espagnols répondirent que cela était utile et par conséquent licite.

Malgré ces obstacles, le seizième siècle fut témoin de la révolution la plus grande qu'aucune science ait jamais éprouvée, et que l'on dut aux nobles et importants travaux de Berengario de Carpi, Vésale, Fallope, Eustachi, Alex. Beneditti et quelques autres anatomistes célèbres. Il n'est pas d'époque dans laquelle la connaissance de la structure du corps humain ait fait des progrès aussi rapides, et

matrice, in muliere, de mense aprilis die quarto, rectore magistro Marco Fuscari, nobili veneto. — *Ars chirurgica*, Venetias, 1546, in-fol., apud Juntas, p. 299.

jamais on ne vit autant d'hommes illustres employer tous leurs efforts pour perfectionner la science anatomique, l'une des plus importantes et des plus essentielles.

Jacques Berengario de Carpi est considéré à juste titre comme le principal restaurateur de l'anatomie. Après avoir fait ses cours d'anatomie sur des cochons dans la maison d'Albert Pion, seigneur de Carpi, il fut professeur à Pavie, puis à Bologne, depuis 1502 jusqu'en 1527. Pendant cet espace de vingt-cinq ans, il affirme qu'il disséqua plus de cent cadavres humains. Dans aucune autre contrée on n'avait pu anatomiser autant de cadavres en si peu de temps.

L'étude de l'anatomie pouvait-elle cependant excuser l'atrocité du grand-duc de Toscane? Fallope, qui enseigna l'anatomie à Ferrare, à Pise et à Padoue, rapporte que ce prince ordonnait de livrer aux médecins un homme qu'ils tuaient à leur manière, et qu'ils disséquaient ensuite. « En pareille circonstance, dit Fal-« lope, je fis avaler à un homme qui avait une fièvre « quarte deux gros d'opium. L'accès qui survint ar-« rêta l'effet du poison. Ce malheureux, qui se féli-« citait d'avoir échappé au danger, me demanda une « seconde dose en me suppliant d'intercéder auprès « du prince pour obtenir sa grâce, s'il ne mourait « pas dans l'action de la drogue qu'il allait avaler. Je « lui donnai encore deux gros, il mourut et je le dis-« séquai [1]. »

[1] FALLOPE. *Traité des tumeurs*, chap. 14.

Ne vaudrait-il pas mieux cent fois rester dans l'ignorance que d'apprendre à ce prix ?

Jusque-là, l'Italie avait fourni des savants à l'Europe. François Ier, voulant en attirer dans sa capitale, fonda le collége de France en 1530, et appela Vidus Vidius pour y professer. Un Allemand, Gontier d'Andernach, reçu docteur à Paris en cette même année, introduisit en France la connaissance de l'anatomie des Grecs, puisée dans les originaux. A leur école se formèrent Jacques Dubois, dit Sylvius, Charles Étienne, Rondelet, Servet et Vésale, le prince de l'anatomie moderne; c'est aussi à eux que nous devons rapporter le germe de toutes les connaissances faites par ces grands hommes.

Personne cependant n'osait toucher au système établi par Galien : on admettait ses erreurs comme ses vraies connaissances avec un respect servile et religieux. Persuadés de son infaillibilité, les plus hardis se hasardèrent à supposer le texte corrompu. Sylvius, confrère, contemporain et ami de Gontier, fit, au collége de Tréguier, des démonstrations anatomiques; ses cours étaient suivis par quatre ou cinq cents élèves, tandis que le célèbre Fernel, qui professait au collége de Cornouailles, n'en avait qu'un très-petit nombre. Mais lorsque les objets que Sylvius rencontrait sous ses yeux différaient de ceux qu'a décrits le médecin de Pergame, il déclarait que les hommes étaient autrement conformés que du temps de Galien. Quoi qu'il en soit, comme il joignait à ses démonstrations pratiques l'étude de la botanique et de la matière médicale, il forma les meilleurs anatomistes et naturalistes de son temps; ses écrits devinrent classiques, et les deux Universités qui lui refusèrent le titre de docteur se disputent la gloire de l'avoir eu pour membre [1].

Cependant l'impulsion était donnée : l'anatomie de Galien présentait à chaque instant des difficultés qu'il fallait lever. Qui oserait se déclarer contre un système adopté depuis 1400 ans? quel homme aurait assez de force pour attaquer de front les dogmes reçus? Le siècle était préparé, il ne fallait plus que lui tracer la route. Ce fut un jeune homme qui s'en chargea; Vésale, selon l'expression de l'illustre Senac, venait de découvrir un nouveau monde.

Convaincu que les descriptions de Galien se rapportaient à la structure du singe, et non à celle de l'homme, il publia ses observations avec quelques planches d'anatomie. De ce moment il eut à essuyer

[1] Rauchin, Andry et Lassus prétendent que Jacques Dubois, plus généralement connu sous le nom de Sylvius, reçut le grade de docteur à Montpellier en 1529. Cette assertion est positivement démentie par les registres de la Faculté de Paris. Soit qu'il eût été refusé, soit, comme le prétendent quelques biographes, que son avarice bien connue l'empêchât de faire les frais nécessaires, il revint à Paris sans aucun titre, et ce ne fut que deux ans après, en juin 1531, que la Faculté de cette ville lui conféra le grade de bachelier en médecine. Après avoir fait des cours au collége de Tréguier, il accepta, en 1550, la place de professeur au collége de France, en remplacement de Vidus Vidius (Gui Vide), rappelé à Florence.

Sylvius mourut le 13 janvier 1555, et fut, comme il l'avait demandé par son testament, enterré dans le cimetière des Pauvres Écoliers, près le collége de Montaigu.

les critiques les plus amères et les plus injustes ; mais loin de consentir à se rétracter de ce qu'il savait être la vérité, il étaya son jugement d'une masse de preuves irréfutables. En 1543, âgé seulement de vingt-neuf ans, il fit imprimer son grand et immortel ouvrage [1]. Avant lui, les anatomistes n'avaient indiqué que les parties les plus apparentes du corps humain; Vésale le décrivit presque tout. Il indiqua l'état pathologique des organes, et promit de nouvelles recherches dans lesquelles il se proposait d'expliquer les maladies par les dissections nombreuses qu'il avait faites dans cette vue. Sylvius, qui prétendait que ses contemporains n'avaient pas les vastes poitrines des Romains du temps de Galien, attaqua le jeune novateur, non par des preuves, mais par des injures. Cependant il faut croire, d'après les connaissances de Sylvius, que l'exagération qu'il a portée dans sa défense du système établi par Galien, résulta bien moins d'une conviction probablement détruite par ses dissections nombreuses, que du sentiment de jalousie que lui inspira son disciple. Vésale ne répondit à ces clameurs et à celles de quelques auxiliaires dont les noms ne méritent pas d'être rappelés, qu'en faisant reparaître en 1555 son Traité d'Anatomie avec les additions et les corrections qu'il avait promises.

Barthélemi Eustachi, qui partage avec Vésale

[1] AND. VESALI, *de corp. hum. fabricâ libri septem*. Basileæ, 1543.

l'honneur d'avoir élevé l'anatomie à un si haut degré de splendeur, plein d'admiration pour les œuvres de Galien, fit aussi de Vésale une critique sévère et quelquefois injuste. Mais ce qui aigrit le plus son caractère et excita sa jalousie, ce fut la différence de position. André Vésale, riche, jeune, publie un ouvrage qui l'immortalise, et jouit à vingt-neuf ans des applaudissements qu'il a si bien mérités ; Eustachi, sans fortune, achève en 1552 des planches anatomiques par lesquelles il brille et se révèle comme le plus grand anatomiste de son siècle ; elles sont le fruit de ses cours à Rome et d'études continuelles, et il a la douleur de les garder en portefeuille jusqu'à sa mort sans pouvoir les publier. De là l'amertume des critiques que, dans ses opuscules, il lance à tout propos contre un rival plus heureux. En 1564, cet homme qui avait tant excité l'envie, qui créa, pour ainsi dire, l'anatomie moderne, qui sut apprécier l'un des premiers les grands secours que la médecine pouvait tirer de l'ouverture des cadavres, l'heureux rival du célèbre Eustachi, mourut de faim [1].

La fondation du collége de France avait produit une heureuse révolution dans le monde savant. Des établissements se formèrent alors dans chaque contrée

[1] Vésale, revenant de Jérusalem où il avait été pour se soustraire au tribunal de l'inquisition, fut jeté avec les débris de son navire dans l'île de Zanthe, près de la côte de Morée. Réduit aux dernières extrémités, il y mourut âgé seulement de 50 ans, le 15 octobre 1564.

de l'Europe. En France, l'amphithéâtre de Montpellier fut élevé par les soins de Rondelet en 1556, et une chaire spéciale d'anatomie fondée dans cette école à la sollicitation de Dulaurens et de Chabrol. La Faculté de médecine de Paris reçut en 1576 le droit de prendre le cadavre de tous les suppliciés. De Paaw fit construire à Leyde un bel amphithéâtre, et se crut fourni en abondance parce qu'il en recevait jusqu'à quatre par an. Cependant rien n'égalait l'Italie. Les princes, à l'envi l'un de l'autre, prodiguaient des encouragements aux sciences et à l'anatomie en particulier. Chaque ville voulait l'emporter sur les villes voisines par la beauté de ses établissements et la célébrité de ses professeurs. Pise, Rome, Vérone et Pavie possédaient des amphithéâtres; Beneditti en avait fait construire un à Padoue, lequel fut remplacé en 1594 par un autre bâti par ordre du sénat de Venise. Bâle, Wittemberg et Strasbourg jouirent aussi de quelque éclat dans l'enseignement. Tous ces pays offraient des découvertes précieuses. Chaque pas que le siècle faisait laissait une trace profonde. Une multitude immense d'anatomistes célèbres se succédait sans relâche, et s'attachait à l'étude de l'anatomie; c'était une divinité dont ils embrassaient l'autel. Les obstacles naissaient, il fallait les surmonter : on eût dit le mineur fouillant dans le sein de la terre pour trouver un filon qui se montrait pour disparaître aussitôt.

Eustachi veut être le plus grand anatomiste : il

explore, il scrute, il exploite; le cadavre est remué en tous sens; mais il ne peut communiquer à tous ses observations. Malheureux, il doit souffrir de sa pauvreté, et ce n'est que près d'un siècle et demi après sa mort que Lancisi publie et fait connaître les travaux qui doivent le recommander à la postérité. Vésale décrit les os, les ligaments, les cartilages, les muscles, les viscères, les artères, les veines et les nerfs. Ce ne sont plus des discours, des harangues, les faits se posent clairs et nets, la vérité ressort. Sans doute après avoir réfuté un grand nombre d'erreurs de Galien, il en adopta quelques-unes : c'est qu'un homme ne peut tout voir, tout découvrir, quelque génie qu'on lui suppose! A côté de ces deux grands hommes se pressent plusieurs de leurs disciples : tous brillent, aucun n'est éclipsé. Le professeur de Padoue, Gabriel Fallope, applique son nom à une des dépendances de la matrice; Varoli, médecin du pape Grégoire XIII, compare l'éminence transversale ou annulaire du cervelet à un pont : les modernes le nomment encore pont de Varoli. Achillinus, de Bologne, fait connaître les os internes de l'oreille; Carpi, l'appendice du cœcum; Massa, la cloison du scrotum; enfin l'infortuné Servet [1] entrevoit la circulation du sang.

L'anatomie pathologique n'avait pas cependant

[1] Michel Servet fut brûlé à Genève, le 27 octobre 1553, âgé de quarante-quatre ans. Déjà il avait été brûlé en effigie à Vienne, le 17 juin de la même année.

suivi les progrès de l'anatomie descriptive. On en trouve quelques étincelles: elle est dans dans la pensée de tous; mais elle ne se fera jour pour briller de tout son éclat qu'au milieu du siècle suivant.

Mathieu-Réald Columbus, prosecteur de Vésale, recueillit, dans le dernier livre de son ouvrage [1], plusieurs faits d'anatomie pathologique et parla le premier de l'absence du péricarde chez l'homme. Volcher Coïter, l'un des plus illustres élèves de Fallope, manifesta le désir de voir les magistrats favoriser la dissection des personnes mortes de maladies connues ou occultes. Il se convainquit par des ouvertures de cadavres souvent répétées que beaucoup d'ankiloses sont dues à l'ossification des membranes capsulaires; que les convulsions, le délire, la paralysie sont quelquefois symptomatiques d'épanchements séreux dans la cavité des ventricules du cerveau et dans celle des membranes qui enveloppent la moelle épinière [2]. Toutes ces observations et plusieurs autres prouvent le zèle de Coïter pour l'anatomie pathologique. Disciple de Fallope, il était aussi l'ami d'Eustachi, lequel s'écriait sur la fin de ses jours : « Plût à Dieu que je me fusse livré à « l'étude de l'anatomie pathologique plutôt qu'à celle « de l'anatomie régulière, que j'eusse consacré à la « première les années que j'ai consacrées à la seconde, « et que je n'eusse pas entrepris si tard la culture

[1] *De re anatomicâ*, lib. XV. Francof., 1590, in-8°.

[2] *Observationes variæ, novis, diversis ac artificiosissimis figuris illustratæ*. Norimb., 1573.

« de ce champ fertile ! » Marcellus Donatus reprochait aussi à ses contemporains de ne pas se livrer à l'étude de l'anatomie pathologique avec assez d'ardeur, et de mieux aimer languir dans l'ignorance que de scruter péniblement la vérité ; il consacra onze années à rassembler les observations de ses prédécesseurs, auxquelles il en ajouta de non moins précieuses. Plusieurs exemples de conception avant l'établissement des menstrues, de grossesses simulées par l'hydropisie de l'utérus, d'obturation des intestins et d'excroissances de chair, sont des faits dignes d'être remarqués et lus avec attention [1].

L'école d'Italie avait recueilli un assez grand nombre de matériaux propres à fonder un système d'anatomie pathologique ; mais Schenck, de Graffenberg, eut la gloire de publier le premier traité spécial sur cette matière depuis la renaissance des lettres. Il recueillit les observations de plusieurs médecins allemands qui sans lui peut-être ne seraient pas parvenues jusqu'à nous. Malheureusement l'ouvrage, divisé en sept livres, ne remplit pas le cadre tracé dans la préface qui lui sert d'introduction. Félix Plater, Gaspard Bauhin et de Paaw, firent des recherches et des observations dignes d'être mentionnées, et Cabrol publia, sur les maladies des voies urinaires, les plaies de la tête et du bas-ventre, quelques faits curieux qui méritent d'être connus [2].

[1] *De Medicâ hist. mirabili,* lib. VI. Venet., 1588.

[2] Αλφαβητον ανατομικον. Genèv., 1604.

On avait acquis la conviction que l'anatomie pathologique était indispensable pour parvenir à la connaissance exacte des maladies. Cependant les nombreuses observations particulières recueillies sur les altérations matérielles des organes, portaient presque toutes l'empreinte des opinions hypothétiques dont les médecins du seizième siècle étaient imbus. Quelques hommes supérieurs se montrèrent seuls étrangers aux brillantes illusions des systèmes. Le préjugé asservissait tous les esprits aux erreurs anciennes, et un grand nombre de médecins n'aperçurent même dans la découverte de Servet, de Columbus et de Césalpin, qu'une idée nouvelle, et une opinion à laquelle on pouvait accorder quelques degrés de probabilité.

Ce siècle, si brillant en hommes de science et en observations importantes, venait de finir ; il semblait ne devoir laisser aucune recherche à faire. Néanmoins Harvey, disciple de l'illustre professeur de Padoue, Fabricio d'Aquapendente, démontra en 1619 la circulation du sang : cette découverte, qui fait époque dans l'histoire des connaissances humaines, attira l'envie de ses contemporains et des persécutions à son auteur. Trois ans après, Aselli fit connaître les conduits chilifères, et ces deux découvertes répandirent bientôt une immense clarté sur l'anatomie pathologique. Dans cette même année (1622), Riolan fit un cours public d'anatomie dans le nouvel amphithéâtre de Paris; mais alors les médecins et les chirurgiens étaient divisés en deux corps et épuisaient leurs efforts en des disputes aussi acharnées que ridicules. A l'ouverture du cours, les chirurgiens entrèrent dans la salle. Après avoir insulté le professeur, ils enlevèrent le cadavre et le traînèrent par les rues. Riolan s'était plus fait connaître, il est vrai, par ses critiques que par ses observations ; pourtant l'on a peine à comprendre quels motifs l'engagèrent à attaquer Harvey avec tant d'indignation.

On ne peut se défendre d'un sentiment d'étonnement en voyant l'anatomie s'arrêter tout-à-coup pendant plus d'un demi-siècle.

Après avoir montré l'étude de l'anatomie pathologique, brillant d'un noble éclat sous Hérophile et Érasistrate, si dignes de notre admiration par leurs recherches sur la trace des lésions qui avaient occasionné la maladie et causé la mort, nous avons vu cette science tomber dans une décadence presque complète pendant plus de vingt siècles. A peine si, pendant ce long espace de temps, nous en trouvons quelques faits. Arétée, Cœlius Aurelianus et Galien laissent apercevoir dans leurs ouvrages quelques observations des deux chefs de l'école d'Alexandrie, et ces observations sont de nature à nous faire sentir vivement la perte de celles qui ne sont pas parvenues jusqu'à nous. Galien mort, un voile tombe sur l'anatomie : ce n'est que quatorze cents ans après que les sciences médicales semblent renaître ; l'anatomie reparaît comme un fantôme imposant. Quelques grands hommes, génies incorrects, bizarres même jusque dans leur grandeur et leur majesté, semblent l'évoquer du fond de son tombeau; son linceul tombe, et chacun s'arrache ses magnifiques dépouilles. Colombus, Coïter, Dodoens, Félix Plater, Ant. Benevieni, font des découvertes anatomico-pathologiques; mais elles ne suivent pas la progression de l'anatomie. Celle-ci brille que l'autre est encore dans l'enfance. Un homme, quand les infirmités ne lui permettent plus les travaux longs et difficiles, regrette de n'avoir pas commencé dans sa jeunesse un ouvrage dont il sentait tout le prix. C'est cette pensée d'Eustachi que Bonet mit à exécution un siècle plus tard, et à laquelle nous devons la connaissance d'une branche de la médecine qui a déjà rendu des services si éminents. A partir du moment où l'anatomie pathologique est réunie aux autres sciences médicales pour n'en plus sortir, nous ne citerons que quelques-uns des principaux ouvrages qui l'ont si rapidement conduite à son plus haut degré.

Théophile Bonet entreprit le premier de recueillir et de classer cette multitude d'observations qu'avaient procurées des recherches poursuivies depuis plus de cent ans avec l'ardeur qu'inspire une science nouvelle. Il accomplit heureusement cet immense travail : il exposa des faits, rapprocha ceux qui ont le plus d'analogie entre eux, et en tira d'utiles conséquences pour le diagnostic et la thérapeutique. Le désordre et la confusion règnent souvent, il est vrai, dans cet ouvrage, on y trouve même des erreurs; néanmoins, si l'on considère le siècle, les dissensions, les doctrines au milieu desquels l'auteur a travaillé, on ne pourra s'empêcher de placer le *Sepulchretum* [1] au rang des ouvrages qui ont exercé l'influence la plus puissante et la plus heureuse sur la marche de la science.

Frédéric Ruysch, l'un des plus grands observateurs de son siècle, enrichit la science d'un recueil imposant de faits choisis sur les principales altérations de l'économie animale [2]. Jean-Nicolas Pechlin rassembla de précieux matériaux pour servir à l'histoire des lésions matérielles des instruments de nos fonctions. Si l'on ajoute à ces travaux ceux de Nicolas Tulpius, dont on lira les observations médicales avec intérêt; de Thomas Bartholin, qui s'acquit dans l'étude de l'anatomie pathologique une réputation peut-être au-dessus de son mérite; de Werner Rolfink, auteur de plusieurs dissertations anatomiques; de Christophe Bennet, aux travaux duquel on a attribué une importance qu'il serait difficile de justifier; et de Jean Wepfer, dont les recherches méritent davantage de fixer l'attention des observateurs, on aura une idée générale des progrès de l'anatomie pathologique et des faits dont elle agrandit son

[1] *Sepulchretum sive anatomia pratica.* 2 vol. in-fol. Genevæ, 1679.
[2] *Observationum anatomico-chirurg. centuria.* Amstel., 1691, in-4°.

domaine pendant le dix-septième siècle. Nous ne citerons pas les noms de plusieurs auteurs dont les ouvrages sont consignés dans des traités de chirurgie et de médecine. Bonet eut recours à la plupart de ceux dont nous avons parlé pour en faire son informe mais précieuse compilation. Plusieurs écrivains modernes ont avancé que Th. Bartholin était le créateur de l'anatomie pathologique, et que son *Concilium* était le premier traité *ex professo* sur cette science dont il avait rassemblé les matériaux épars avant lui. Dans cette courte dissertation, Bartholin démontre l'importance de l'anatomie, et ne donne pas d'observations particulières sur les altérations matérielles des organes. C'est à Bonet qu'appartient à juste droit ce titre ; il est le premier qui ait traité dignement ce grand sujet. Il semble qu'on ne sait pas assez jusqu'à quel point ce grand écrivain éclaira la médecine et combien ses ouvrages furent utiles à tous ceux qui, après lui, publièrent des traités dans le même genre. Th. Bonet publia son *Sepulchretum* en 1679 ; celui qui devait s'immortaliser en le faisant revivre, Morgagni, naquit en 1682.

Lorsque s'ouvrit le dix-huitième siècle, les découvertes du dix-septième avaient déjà puissamment remué les esprits. Jusqu'à Bonet, on n'avait rencontré que des essais, des fragments détachés d'anatomie pathologique, des désirs et des regrets de ne pouvoir parvenir vers ces régions inconnues ; Vésale et Eustachi avaient indiqué la route, Schenck,

Bartholin, Wepfer avaient fait ou recueilli des observations précieuses, et leurs travaux devaient fournir matière à Bonet, qui, le premier, sut apprécier les avantages de cette étude en réunissant dans un corps d'ouvrage les recherches sur les maladies par l'anatomie. Dès lors, bien convaincu de l'utilité et de l'importance de l'anatomie pathologique, à laquelle on n'avait jamais apporté un esprit exempt de préjugés, on s'y livra avec ardeur.

Pendant le dix-huitième siècle, on évita les erreurs que les anatomistes avaient commises jusqu'à ce moment, et on apprit à profiter avec plus de circonspection de l'examen des cadavres. Un goût plus épuré, des connaissances plus approfondies distinguèrent les ouvrages des médecins du dix-huitième siècle de ceux de leurs prédécesseurs. On avait posé les prémisses, les idées étaient éparses, Bonet les rassembla. C'était lui et surtout Morgagni qui devaient introduire l'anatomie pathologique dans la science et armer ainsi la médecine d'un puissant instrument, l'un en écrivant à la fin du dix-septième siècle, l'autre au milieu du dix-huitième.

L'illustre disciple de Vasalva, auquel les soins de son excellent maître semblaient avoir inspiré une vocation toute particulière pour l'étude de l'anatomie pathologique, sut améliorer l'ouvrage de Bonet en se l'appropriant, et souvent il puisa dans le *Sepulchretum* les principes de ces savantes dissertations dont les *Lettres Anatomiques* sont remplies. Il serait impossible d'énumérer dans un cadre aussi étroit les services que Morgagni rendit à la pathologie et à la thérapeutique. Dans ses discussions, la critique la plus saine et la plus profonde est unie à l'observation la plus exacte de la nature. Peu de médecins ont puisé dans leur propre expérience d'aussi vastes connaissances que l'auteur *De sedibus et causis*, etc. Le *Sepulchretum* fut pour lui le point de départ sur lequel il se régla toujours, même dans les objets relativement auxquels il le laissa le plus loin derrière lui. Il semble n'avoir eu l'intention de faire qu'une suite ou un commentaire de la compilation de Bonet; cependant le nombre presque infini de ses remarques nouvelles, auxquelles il joignit une multitude de faits recueillis par Vasalva, la sagacité, le jugement, l'immense érudition qu'il déploie élèvent son travail bien au-dessus de ceux qui avaient paru antérieurement. En effet, quand on porte à la lecture du traité de Morgagni une grande attention, quel fonds inépuisable d'observations précises on y trouve! Quelle perspicacité à saisir les rapports des symptômes de la maladie avec les lésions trouvées sur le cadavre!

Avant lui, les descriptions étaient inexactes, les faits mal interprétés et la cause de la maladie ou de la mort placée dans des lésions qui leur étaient étrangères. Morgagni sut se garantir de la plupart de ces défauts en rapprochant toujours les symptômes et les lésions, et par là il donna aux observations d'anatomie pathologique un bien plus haut degré d'intérêt et d'utilité.

Les recherches de Morgagni ne sont pourtant pas sans défaut : le manque d'ordre qui exige des répétitions continuelles et fastidieuses, des discussions fréquentes sur des erreurs ou des omissions souvent peu importantes de l'ouvrage de Bonet, une prolixité dans les discussions théoriques qui trahit l'âge de l'auteur, rendent la lecture de cet ouvrage fastidieuse et fatigante.

Quoi qu'il en soit, malgré les imperfections, les lacunes, les erreurs même de son ouvrage, l'immortel Morgagni se tient à une grande distance de ses prédécesseurs; il sera toujours consulté, et quelques progrès que fasse l'anatomie pathologique, son nom restera éternellement attaché à cette branche des sciences médicales. On sent encore mieux la valeur de cet homme célèbre, lorsqu'on le compare à ceux qui ont essayé de marcher sur ses traces : il attend encore un successeur.

Le même siècle vit pourtant plusieurs médecins s'illustrer avant et après Morgagni. Henry Heucher et J. Saltzmann avaient développé les immenses avantages que l'on retire de la connaissance de l'organisation de l'homme dans le traitement des maladies. J. Maurice Hoffmann, Walter, Bern. Albinus, Vater, Levret, G. Hunter et beaucoup d'autres enrichirent cette partie de la science de remarques importantes sur divers genres de maladies organiques, et, en Angleterre, Richard Browne Cheston, John Pringle, A. Monro et Samuel Clossy, contribuèrent fortement par leurs observations à répandre le goût de l'anatomie pathologique.

Dans tout le dix-huitième siècle, nous ne trouvons pourtant aucun anatomiste qui ait autant de titres que Sandifort à prendre rang après Morgagni. Il fut également propre aux travaux de l'amphithéâtre et aux recherches du cabinet, et tant par le nombre que par l'importance de ses observations anatomico-pathologiques, écrites d'après les meilleurs principes et accompagnées de réflexions solides, Sandifort sut placer ses travaux parmi les ouvrages du premier ordre.

On ne pourrait en dire autant de l'*Histoire anatomique* de J. Lieutaud. Cet ouvrage, extrait de Bonet et de Morgagni, auquel il a ajouté quelques remarques, renferme plusieurs tableaux exacts et concis des altérations organiques; mais un grand nombre d'observations tronquées, dont il est difficile de trouver les détails, beaucoup de lacunes, de contradictions, et même quelques invraisemblances, rendent la lecture de cet ouvrage fatigante et moins utile qu'on n'aurait dû l'attendre d'un homme aussi laborieux et d'un anatomiste aussi habile.

C'est en grande partie dans cet ouvrage et dans celui de Morgagni que Vicq-d'Azir a puisé son long article *Anatomie pathologique*, inséré dans l'*Encyclopédie méthodique*.

La première partie de ce mémoire est assez superficiellement écrite ; mais l'aperçu qu'il donne de l'anatomie pathologique comparée est loin d'être sans intérêt. Le nombre des ouvrages que l'illustre physiologiste mit à contribution est vraiment surprenant. Vicq-d'Azir travailla avec fruit, et sut enrichir de ses découvertes particulières les observations qu'il trouva dans les archives de la Société royale de Médecine dont il était le secrétaire perpétuel.

A cette époque, Meckel chercha, par des cours publics, à répandre le goût de cette science indispensable au médecin. Alors le nombre de ceux qui se livraient à cette étude s'accrut tellement, que l'on vit paraître en 1793 plus d'ouvrages importants que les années précédentes. Mathieu Baillie, qui avait à sa disposition le cabinet de W. Hunter, publia un manuel d'anatomie pathologique ; cette science s'enrichit en outre des travaux de Klein, Treutler, Gaitskell et Penada. John Hunter fit avec beaucoup de soin la dissection d'un grand nombre d'individus morts d'apoplexie. Samuel-Thomas Sœmmering, qui avait décrit les monstres acéphales et ceux qui portent plusieurs têtes, fit une excellente traduction de l'ouvrage du docteur Baillie, auquel il ajouta un grand nombre d'observations importantes. L'année suivante, ce célèbre anatomiste rendit un nouveau service à la médecine, en mettant dans tout son jour la grande influence des vaisseaux lymphatiques sur l'état morbide.

L'on nous pardonnera sans doute de ne pas faire connaître les opinions hypothétiques, les théories qui divisèrent les médecins du dix-huitième siècle. Nous dirons seulement que l'étude de l'anatomie pathologique contribua beaucoup à dégoûter des sectes et des systèmes divers, et à faire sentir la nécessité de suivre constamment la marche de l'observation.

Ce fut vers le milieu de ce siècle, en 1744, que le célèbre Winslow fit l'inauguration du nouvel amphithéâtre de Paris ; il remplit dignement la chaire du professorat, et l'on a de lui un ouvrage qui fut, pendant un demi-siècle, le meilleur traité classique. Jusqu'alors des chirurgiens avaient servi de prosecteurs aux médecins dans les démonstrations anatomiques, Ant. Petit n'en appela presque plus pour ses dissections, et enfin, Vicq-d'Azir en 1772 fit seul son cours. Là il commença, sur l'*anatomie comparée*, ses leçons, qui, développées et agrandies plus tard par le célèbre Cuvier, devaient montrer au monde savant tout ce qu'il est permis d'attendre de cette étude.

En 1786, l'université de Caen vit établir dans ses murs une chaire de clinique, et, deux ans plus tard, Desault en créa une de clinique externe à l'Hôtel-Dieu. Ce sont les deux premières qui aient existé en France.

Sans doute nous avons omis bien des noms recommandables, mais la liste en eût été trop longue, et le cadre que nous nous sommes tracé ne nous permettait pas de les citer tous. Nous avons passé rapidement sur ce siècle qui, sur son déclin, prit pour l'étude de l'anatomie pathologique une sorte d'enthousiasme qui ne s'est pas ralenti jusqu'à ce jour. Certes nous regrettons vivement de n'avoir pas indiqué tous les hommes qui se sont rendus célèbres dans cette partie des sciences médicales; mais, nous le répétons, notre but n'a pas été de faire une histoire de l'anatomie pathologique, et nous n'avons voulu qu'indiquer quelques-uns de ceux qui l'ont portée au point où nous l'avons trouvée.

Nous allons aussi très-succinctement mentionner les travaux qui se sont accomplis dans cette première période du dix-neuvième siècle, qui, dès son aurore, vit naître et mourir Bichat.

A peine à la fleur de l'âge, l'illustre Bichat voulait fonder la science sur les bases les plus larges. Son *Anatomie générale* est moins encore une preuve de ce qu'il a fait que de ce qu'il pouvait faire un jour, et ce chef-d'œuvre restera dans la science aussi long-temps qu'elle sera cultivée. Dans cet ouvrage, l'étude de l'organisation saine se trouve continuellement unie à celle de l'organisation malade. Combien nous devons regretter que la mort l'ait enlevé avant d'avoir terminé un travail qui eût été de la plus grande utilité : ses Recherches sur l'anatomie pathologique, conduites par les vues physiologiques qu'il avait développées dans l'anatomie générale, et qu'il exposa plus tard dans un cours qu'il fit à ce sujet! Bichat suivit toutes les maladies remarquables de l'Hôtel-Dieu, et il fit, soit dans cet hôpital, soit ailleurs, plus de six cents dissections. Il avait pour but de rechercher sur les cadavres la connaissance du siége des maladies, de leur nature, du mécanisme de leur production, et la détermination des lois de leur guérison. Le premier il observa que chaque mode de lésion offre des phénomènes analogues dans tous les organes qui appartiennent à un même système, quelles que soient d'ailleurs les différences de forme ou de fonction qui existent entre les parties dans lesquelles ces organes entrent. Cette observation conduisit Bichat à plusieurs découvertes intéressantes. Mais que pourrait-on dire pour faire connaître le génie de Bichat? Nous vivons encore sous l'influence de l'impulsion qu'il donna à ce siècle, et l'anatomie pathologique, ainsi que les autres branches de la médecine, lui devront encore plusieurs des découvertes dont elles s'enrichiront. Il mourut le 3 thermidor an x (22 juillet 1802), n'ayant pas encore atteint sa trente-deuxième année!

C'était un de ces hommes nés pour faire marcher à grands pas une science qui ne parvient à la perfection qu'avec la lenteur des siècles, et que ses successeurs devront toujours regretter.

En 1803, Dupuytren fit son premier cours d'anatomie pathologique. L'illustre chef des travaux anatomiques avait un vaste champ pour exercer le talent observateur qu'il possédait à un si haut degré : ses recherches donnèrent un nouvel essort à cette science. Il recueillit toutes les lésions organiques que présentent les cadavres ; il rechercha dans leur foule immense celles qui avaient pu produire la mort et celles qui n'étaient qu'accessoires ; donna un tableau comparatif des unes et des autres, et détermina celles qui coïncident le plus communément. Telles furent les observations de Dupuytren, dont un grand nombre de médecins contribuèrent à propager l'impulsion. On remarque parmi ces derniers Bayle, qui apprécia en médecin profond les secours que l'anatomie pathologique peut fournir à la médecine, et Laennec, qui divisa toutes les altérations organiques en quatre classes. Cette classification avait été adoptée antérieurement par Dupuytren dans ses cours publics.

Corvisart, l'un des premiers fondateurs de la clinique interne, qui avait puisé dans l'anatomie pathologique cette clarté de diagnostic qui a si souvent étonné ses auditeurs, émit, dans un mémoire lu à l'Institut, l'idée d'un ouvrage semblable à celui de Morgagni, qui aurait eu pour titre : « *De* « *sedibus et causis morborum, per signa diagnos-* « *tica investigatis, et per anatomen confirmatis.* »

C'est aussi à l'anatomie pathologique que nous devons rapporter la précision du diagnostic dans les différentes maladies du cœur, à laquelle sont parvenus, dans ces derniers temps, plusieurs médecins, et, parmi eux, MM. Bouillaud et Piorry. Ce dernier s'est en outre rendu recommandable par son système de percussion appliqué à la connaissance des affections des organes abdominaux.

Un grand nombre de matériaux précieux étaient à la disposition des médecins. L'anatomie descriptive, l'anatomie comparée et l'anatomie pathologique réunies en un seul faisceau, se prêtaient des secours mutuels et trouvaient un nouvel éclat dans les savantes leçons des professeurs Chaussier et Duméril. L'anatomie médicale de Portal parut; mais la partie pathologique laisse beaucoup à désirer. Dans le sein de l'École pratique une société anatomique se forma; dès sa première séance, elle arrêta que l'anatomie de l'homme malade serait un des objets principaux de ses recherches. On peut juger de la grande utilité des travaux de cette réunion de savants par les bulletins de la société de l'École de Médecine.

Plusieurs villes possédaient des cabinets d'anatomie. M. Duméril indiqua, dans une dissertation[1] dont je n'essaierai pas de faire l'éloge, les pièces pathologiques qui doivent faire partie des collections anatomiques, et l'ordre dans lequel elles doivent être classées pour en faciliter l'étude.

J.-Fréd. Meckel fit paraître à Halle un journal destiné à recueillir les faits les plus importants de l'anatomie pathologique, et à propager le goût des

[1] *Essai sur les moyens de perfectionner et d'étendre l'art de l'anatomiste.* Paris, in-8°, an II.

médecins pour son étude. Henri Ohle publia aussi un recueil d'excellentes observations anatomico-pathologiques. Une traduction française du manuel de M. Baillie avait été faite par Ferral en 1803; cette édition était épuisée lorsque le docteur Guerbois en donna une nouvelle qu'il enrichit de notes et de planches, et dans laquelle il inséra l'histoire remarquable d'un testicule ossifié.

En 1816, M. J. Cruveilhier publia un *Essai sur l'anatomie pathologique* qui faisait pressentir les nombreux services qu'il rendrait à cette science. La nécessité de l'étude anatomico-pathologique, et ses rapports avec les autres sciences médicales sont traités, dans la première partie de cet essai, d'une manière distinguée. M. Cruveilhier a entrepris encore, il y a peu de temps, un ouvrage que l'on ne saurait trop admirer[1].

Nous ne nous arrêterons pas à décrire les services qu'ont rendus à l'anatomie pathologique les Manuels de Meckel et d'Otto, les *Recherches pathologiques* de Farre, les Observations de Howship et du professeur Lallemand; tous ces ouvrages renferment des recherches importantes, et joignent au mérite de la nouveauté de quelques observations celui d'une utilité reconnue. On doit aussi à M. P. Rayer un sommaire de l'histoire de l'anatomie pathologique remarquable, non-seulement par la facilité qu'il donne

[1] *Anatomie pathologique du corps humain, avec figures lithographiées.* Paris, in-fol.

pour les recherches aux personnes qui se livrent à l'étude de cette science, mais encore par le mérite des vues qui y sont développées. M. Rayer fait aussi imprimer en ce moment un ouvrage sur les maladies des reins.

Quelques années avant la publication de plusieurs des ouvrages que nous venons de mentionner, Marandel et plusieurs autres avaient essayé, avec plus ou moins de bonheur, d'appliquer à l'étude de divers points de pathologie le système de Bichat. Mais c'était à M. Broussais qu'était réservé l'honneur de faire revivre ce grand homme et de continuer son œuvre, et M. Broussais, dont le nom était déjà recommandable, rendit alors des services éminents à la médecine et à l'humanité. Prenant pour maxime ces paroles de Bichat : « Qu'est l'observation, si on ignore là où est « le siége du mal ? » l'historien des phlegmasies chroniques s'attacha à recueillir et à rédiger l'histoire des maladies, il étudia la nature souffrante, suivit les progrès du mal jusqu'à sa terminaison, rapprocha les symptômes, et c'est par ces observations souvent répétées de clinique et d'anatomie pathologique qu'il rappela cette science à sa destination primitive et renouvela en quelque sorte la médecine.

L'étude des maladies de la moelle épinière avait été négligée jusqu'à ce jour ; M. Vincenzo Rochetti remplit cette lacune dans la science en publiant un Traité de la structure et des fonctions de cette partie du corps; et plus tard, M. Ollivier d'Angers a fait faire à l'anatomie pathologique de grands progrès par les observations qu'il a présentées dans un Mémoire sur les maladies de la moelle épinière, que la Société royale de médecine de Marseille a couronné en 1823. Il est inutile de rappeler un ouvrage auquel l'on ne doit accorder que peu de confiance : *Le dernier cours d'Anatomie pathologique de Xav. Bichat, publié d'après un manuscrit de Béclard.* Le libraire a cherché à exploiter deux noms célèbres en publiant une production indigne d'eux. D'ailleurs Béclard ne vint à Paris qu'en 1808, six ans après la mort de Bichat. Il n'aurait donc pu que copier un manuscrit dont l'existence est fort douteuse.

Il nous est impossible de citer les mémoires, les journaux, les extraits qui contiennent des faits relatifs à la pathologie. Nous ne terminerons pas cependant sans payer un tribut d'éloges aux ouvrages dont MM. Louis, Andral, Ribes, Craigie, J. Cloquet, Billard, Lobstein et Chomel ont enrichi la science. Que l'on nous pardonne si nous avons omis quelques noms : nous n'avons pas voulu adopter tel ou tel système. Toutes les opinions, toutes les observations sont utiles pour arriver à la découverte de la science; et ce n'est que par l'exposition des faits que nous croyons pouvoir y parvenir.

Dans aucune faculté il ne se fait un cours dans lequel on ne parle plus ou moins des lésions organiques. La Faculté de Médecine a senti que c'était une science qui devait être professée à part, et le gouvernement l'a dotée il y a quelques années d'une chaire d'anatomie pathologique que M. J. Cruveilhier remplit d'une manière très-remarquable.

Après avoir successivement passé en revue les auteurs qui se sont distingués dans l'étude de l'anatomie pathologique, il reste encore à faire connaître un des moyens par lesquels on a cherché à répandre le goût de cette science. Nous voulons parler de la représentation des corps par la gravure, le dessin ou l'imitation.

Il fallait chercher un moyen de donner une idée du corps humain à ceux qui ne l'avaient jamais vu et de le rappeler à ceux qui l'avaient étudié. C'est à la gravure que l'on eut recours. A peine l'anatomie eut-elle recommencé à être étudiée que l'on chercha à suppléer au manque de cadavres. Les anatomistes reproduisirent quelques parties du corps humain par la gravure en bois. Plus tard l'on reconnut que cet art pouvait être encore plus nécessaire pour l'étude de l'anatomie pathologique sujette à tant de variations, et on l'y appliqua.

Hundt, dit le Grand, Jean de Ketham et Peiligk furent les premiers, dit-on, qui firent dessiner et graver sur bois les principales parties du corps humain. Ce ne fut qu'en 1499 et 1501 que parurent ces planches, et nous voyons dans la grande chirurgie de Guy de Chauliac, écrite en 1363, que Henri Hermundaville démontrait l'anatomie sur treize dessins coloriés [1]. Ce serait donc à lui que reviendrait le titre, non de *créateur*, mais de *restaurateur* de l'iconographie anatomique, car l'on doit le premier de ces noms à Aristote. Nous devons croire que les historiens qui ont attribué à Hundt, Jean de Ketham et Peiligk la gloire d'avoir appliqué les premiers l'art du dessin et de la gravure à l'anatomie, n'ont omis de mentionner Aristote que parce qu'ils n'ont pu voir le recueil de figures, perdu pour nous depuis long-temps, et auquel il renvoie si souvent dans ses écrits.

En 1525, Albert Durer, célèbre peintre allemand, qui étudiait les proportions du corps humain en anatomiste et en peintre, publia son livre curieux de la symétrie et de la proportion du corps de l'homme et de la femme.

Les planches d'anatomie que fit graver Vésale contribuèrent à étendre sa réputation et perpétueront sa gloire. Elles furent copiées pendant plus de cent ans par presque tous ceux qui écrivirent après lui sur cette science. Barthelemi Eustachi avait fait paraître dès l'année 1564, à Venise, ses dissertations sur les reins, sur les dents, avec huit planches gravées; il en avait trente-neuf autres qu'il ne put parvenir à publier de son vivant. Ce ne fut qu'au commencement du dix-huitième siècle que Lancisi sut

[1] Ad notitiam etiam anatomiæ pervenitur per picturas sicut fecit Henricus Hermundavilla qui cum tredecim picturis visus est anatomiam demonstrare. — GUIDO DE CAULIACO. *Anatom.*, cap. I, doct. 1.

acquérir des droits à la reconnaissance de la postérité par ses propres travaux, et plus encore en faisant connaître ceux d'Eustachi, dont il publia les planches en 1714[1].

Tulpius, Thomas Bartholin, et quelques autres avaient reconnu l'utilité de la gravure pour rendre la description d'un grand nombre de lésions organiques plus claire et plus précise ; mais soit qu'ils aient été mal secondés par les artistes chargés de leur exécution, ou qu'ils n'eussent qu'une imparfaite connaissance du dessin, ils ne publièrent que de faibles ébauches. Il était réservé à Godefroy Bidloo de donner le premier recueil important de planches anatomiques.

Cependant la reproduction ne suffisait pas. Quelque fidèle qu'elle soit, la représentation ne vaut jamais la nature : c'est ce que sentit Frédéric Ruisch, l'un des plus grands observateurs de son siècle. Non content d'embellir ses ouvrages par de bonnes planches dont lui-même avait fait la plupart des dessins, il forma le premier un Muséum rempli de pièces anatomiques très-curieuses, et deux fois la semaine ce cabinet était ouvert au public qui pouvait le visiter pour une somme très-modique[2]. Abraham Vater étudia spécialement quelques lésions matérielles des

[1] *Tabulæ anatomicæ cum præfatione et notis* JOAN.-MAR. LANCISII, archiatri pontificii. Romæ, 1714.

[2] SWAMMERDAM, *Miraculum naturæ*, cap. II. — LASSUS, *Essai sur les découvertes anatomiques*, pag. 350.

organes, et réunit aussi une belle collection de pièces d'anatomie pathologique.

Les pièces anatomiques en nature conservées dans des liqueurs ou desséchées subissaient des altérations qui en empêchaient l'étude ; le dessin ne parlait qu'aux yeux et n'était que d'un faible secours. On chercha un autre moyen de rendre l'étude de l'anatomie plus facile et moins dégoûtante. Un Silicien s'attribua la gloire de cette découverte ; mais ce fut un chirurgien français, trop méconnu aujourd'hui, Guillaume Desnoues, professeur à Gênes, qui le premier imagina d'imiter avec de la cire la figure et la couleur de toutes les parties du corps humain.

L'abbé Gaetano Giulio Zumbo, Sicilien qui avait le talent de faire des portraits et des petites figures en cire, copiait fidèlement les parties que Desnoues avait disséquées et préparées sur le cadavre. Cet abbé vint à Paris en 1701 apporter à l'Académie royale des Sciences une tête de cire qui représentait une tête humaine préparée pour une démonstration anatomique. Les plus petites particularités s'y trouvaient : muscles, artères, veines, nerfs, glandes, le tout colorié comme nature. L'Académie loua beaucoup cet ouvrage, et jugea que l'invention dont l'abbé se disait l'auteur méritait d'être suivie [1].

Philippe V, roi d'Espagne, étant à Marseille, vit

[1] *Histoire et Mémoires de l'Académie royale des Sciences*, année 1701, pag. 57.

une tête ainsi préparée. Il en témoigna sa satisfaction à Desnoues en lui envoyant un présent considérable, et lui demanda d'autres pièces d'anatomie qui furent envoyées à Madrid [1]. Pinson et le célèbre Sue perfectionnèrent cette belle découverte si justement appréciée par un roi français, mais qu'il eût été plus honorable de voir encouragée par le roi de France lui-même.

Le dix-huitième siècle vit presque tous les ouvrages des célèbres anatomistes s'enrichir de belles planches. Si quelques-uns, et les médecins français surtout, à l'exemple de l'illustre Morgagni, n'attachèrent pas d'importance aux figures, et crurent pouvoir suppléer à la représentation par une description purement graphique, cependant convaincu que de simples écrits ne laissent dans l'esprit que des réminiscences et des idées confuses, un grand nombre eut recours au crayon de l'artiste.

Henri Hass publia ses observations auxquelles il joignit quelques bonnes gravures; mais les planches de l'ostéographie de W. Cheselden sont bien plus remarquables; elles peuvent même être mises en parallèle avec celles que fit paraître dix ans après Triven, et plus tard encore Camper, sur les altérations matérielles du système osseux. Les figures que l'on trouve dans le *Thesaurus* d'André Bonn ne sont pas moins remarquables que celles dont nous venons de parler. C.-F. Weinknecht exécuta sous

[1] *Lettres de G. Desnoues et de Guglielmini.* Rome, 1706.

les yeux de son maître Fréd. Meckel, dont l'incomparable cabinet était riche surtout en pièces d'anatomie pathologique, un excellent traité qu'il enrichit de fort belles gravures. Edouard Sandifort, connu par ses observations anatomiques et pathologiques, donna d'excellentes descriptions des préparations du Muséum de Leyde, des cabinets de Rau, de Van Doeveren, et enrichit la science de la plus belle collection de planches qui ait été publiée sur l'anatomie pathologique. On trouve aussi dans la description du magnifique cabinet de J. Walter, faite par son fils, plusieurs préparations pathologiques et différentes concrétions pierreuses gravées avec beaucoup de soin. Mathieu Baillie et Astley Cooper firent paraître des gravures vraiment remarquables ; seulement nous devons regretter que le premier n'ait pas assez multiplié ses observations, et qu'il se soit servi de quelques pièces du cabinet de W. Hunter qui avaient subi plusieurs altérations depuis leur préparation.

Mais rien ne pouvait être comparé à l'Essai d'anatomie publié en 1745[1]. C'étaient de grands tableaux représentant tous les muscles de la face, du col, etc., la myologie complète, l'anatomie de la tête et une partie de la névrologie. Tous ces tableaux furent

[1] Il n'en existe que deux épreuves qui appartiennent à M. Pasquier père. Ce savant chirurgien en a donné une au conseil de santé de Hollande, et nous devons à son obligeance d'avoir en ce moment le second exemplaire de ce précieux travail à notre disposition.

dessinés, peints, gravés et imprimés par Gauthier d'après les parties préparées et disséquées par Duverney.

Les cabinets de Hunter, Sandifort, Bonn, Walter, Meckel offraient d'importants objets de recherches. L'Italie, s'emparant de la découverte du chirurgien Desnoues, avait rempli les musées de Vienne, Florence et Pavie d'une innombrable quantité de représentations anatomiques en cire. C'est à Laumonier que l'on doit l'honneur de surpasser aujourd'hui l'Italie dans cet art. Grace aux soins et au zèle qu'a déployés la Faculté de Médecine de Paris au commencement de ce siècle, la France n'a plus rien à envier à ses voisins sous ce rapport comme sous beaucoup d'autres. Persuadée que des préparations coloriées donneraient des idées plus exactes des altérations organiques que la gravure, la Faculté a fait modeler, dans les premières années de ce siècle, un grand nombre de pièces pathologiques qui maintenant sont exposées dans ses cabinets.

Enfin nous terminerons en mentionnant avec éloge parmi les ouvrages publiés de nos jours les planches anatomiques de Mascagni exécutées d'après les dimensions naturelles que M. le comte de Lasteyrie a fait connaître et qu'il a accompagnées d'un texte explicatif. Ces planches sont fort remarquables; l'on peut en dire autant de celles de Scherer, et l'exactitude, la précision, la netteté que l'on y observe se retrouvent également dans les lithographies plus récentes de MM. J. Cloquet, J. Cruveilhier, Bourgery et Jacob. Beaucoup de médecins ont encore publié d'autres ouvrages aussi recommandables ; mais nous étions bornés par le cadre que nous nous sommes tracé, et nous devons regretter qu'il ne nous ait pas permis de leur donner une place dans cette rapide esquisse.

L'aperçu historique que nous venons de donner des connaissances anatomico-pathologiques et des moyens employés pour les répandre, nous a paru indispensable pour jeter de la clarté sur les idées que nous devons développer, ici et pour conduire à apprécier à leur juste valeur les secours que la médecine peut retirer de l'anatomie pathologique reproduite par les moyens que nous allons aussi faire connaître en très-peu de mots[1].

Si l'anatomie pathologique a été peu cultivée jusqu'au milieu du dix-huitième siècle, son importance, ses avantages, trop généralisés par quelques enthousiastes, trop restreints par des médecins d'ailleurs très-instruits, ne sont plus un sujet de contestation. L'anatomie pathologique est le seul moyen de par-

[1] Nous devons exprimer ici tous nos remercîments à M. Eugène Dauriac, attaché à la Bibliothèque Royale, dont le secours nous a été utile dans les recherches que nous avons été obligés de faire pour l'*historique* de l'anatomie pathologique.

venir à une connaissance exacte des maladies organiques; elle éclaire la médecine sur le siége et les causes des maladies; elle est le guide le plus sûr pour le diagnostic médical, et en apprenant au praticien ce qu'il doit craindre ou espérer, elle l'empêche de se livrer à une fausse sécurité, et, par cela même, devient l'une des bases les plus solides de la séméiotique.

Ce n'est que par une étude opiniâtre et par la connaissance des parties saines que l'on parvient à reconnaître facilement les organes lésés et la forme de la lésion. Ouvrir des cadavres, observer, revoir souvent les mêmes objets, tel est le moyen d'apprendre l'anatomie pathologique, et c'est ainsi que l'on arrive à l'intelligence des ouvrages écrits sur cette science. Mais un grand nombre de praticiens sont encore détournés de s'y livrer par le temps considérable qu'elle exige, les difficultés dont elle est environnée, et surtout les dégoûts inséparables de son étude. L'aspect d'un cadavre, véritable tableau des misères humaines, et l'odeur qui s'en exhale sans cesse ont toujours été d'assez puissants motifs pour éloigner la plupart des médecins de l'étude des altérations organiques. Les écrits de Bonet et de Morgagni sont perdus pour quiconque n'a pas lui-même assez vu pour avoir appris à les lire : c'est une science que l'on n'acquiert pas par des livres, et celui qui n'aura pas étudié la nature s'égarera toujours, connût-il tous les meilleurs traités. Enfin, ce n'est que par elle que les médecins obtiendront cette sûreté du diagnostic dont aujourd'hui l'importance est généralement sentie. Cependant il n'est pas possible de revoir souvent les mêmes objets en anatomie pathologique. En effet, rien n'égale la mobilité du tableau qui se passe sous vos yeux. Une occasion perdue ne se retrouve peut-être jamais. Une description graphique, quelqu'exacte, quelque bien faite qu'elle soit, retrace péniblement une image et ne rappelle à l'esprit que des souvenirs vagues et confus. Elle est incomplète, quelquefois obscure, et souvent, défigurée par l'idée dominante de l'observateur, elle devient inintelligible.

Pour obvier à ces inconvénients, il fallait se hâter de fixer les traits fugitifs de l'objet qu'on avait sous les yeux, de manière à pouvoir se le représenter au besoin, car le rapprochement et la comparaison font partie essentielle de l'anatomie pathologique. Morgagni et presque tous les médecins français à son exemple négligèrent de reproduire par la gravure les affections morbides. Sans doute il fallait beaucoup de temps et de patience à l'artiste pour représenter les altérations organiques, mais les difficultés qui s'opposaient à une telle exécution n'étaient pas insurmontables. Ces médecins pensèrent néanmoins qu'une exposition sèche et froide n'atteindrait, n'approcherait pas même de la nature, et ils laissèrent en conséquence à leurs successeurs le soin de comprendre leurs écrits par une étude constante du cadavre. Pour eux à peine si le dessin parlait aux yeux, et les yeux oublient aisément ce qu'ils n'ont vu qu'une fois, ce qu'ils n'ont souvent fait qu'entrevoir.

De quelle manière déterminons-nous les lésions cadavériques ? A l'aide de la vue et du toucher. Nous allons donc successivement examiner les moyens employés jusqu'à ce jour pour les faire connaître.

1° La gravure ne peut faire apprécier exactement le volume des organes, ni leur situation respective ; elle peut encore moins donner leur position superficielle ou profonde et les dimensions des intervalles qui les séparent. De plus, si l'on veut représenter les maladies qui envahissent le cœur, les poumons, le foie ou même le cerveau, combien faudrait-il de planches pour les démontrer, et, par conséquent, de sections différentes qui seraient autant d'obstacles pour faire connaître à l'observateur l'étendue des altérations ? Le toucher ne peut jamais prêter son secours au sens de la vue dans l'étude d'un dessin, et celui-ci ne laisse, par cette raison, dans l'esprit, que des idées vagues et indécises.

2° Les dessins coloriés, qui au premier abord paraissent devoir surpasser la gravure simple, sont encore plus fautifs. En effet, aucun organe ne présente une surface plane. Pour vaincre cette difficulté, on est obligé de donner du relief par des ombres et des clairs. La teinte que l'on emploie pour faire l'ombre n'est jamais celle de la lésion, et elle ne peut faire juger sainement de la profondeur de la désorganisation des tissus. L'on voit que la couleur réunie aux désavantages de la gravure en noir peut induire le médecin dans une erreur fatale. Nous devons dire aussi que le dessin colorié ne peut être d'une exactitude mathématique pour faire connaître la consistance, les rapports et les proportions des altérations. Ces dessins peuvent flatter le curieux, mais ils sont tout-à-fait nuisibles au praticien.

3° Les reliefs en cire sont toujours modelés, et par conséquent ils ne représentent jamais rigoureusement la nature. La préparation en cire d'une lésion organique demande beaucoup de temps. Par cette raison, il est impossible de reproduire fidèlement la forme et la couleur : la forme, parce que la partie malade ne peut résister long-temps à l'action de l'air sans éprouver de variation ; la couleur, parce que les liquides, de même que les solides, se décomposent très-rapidement, surtout à l'état morbide, varient et prennent à chaque instant des teintes différentes. Sans doute les imitations en cire offrent des formes bien arrondies, une grande netteté dans les contours, une harmonie et une symétrie qui plaisent à l'œil ; mais ces beautés sont autant de défauts. L'homme de la science veut étudier la nature dans sa laideur, ses irrégularités et ses anomalies : l'anatomiste ne demande pas l'idéal de l'artiste, mais le vrai de la nature. En outre, les reliefs en cire se déforment par la chaleur ; ils se fendillent très-facilement, et sont d'ailleurs si fragiles qu'il serait impossible de les faire servir aux démonstrations dans les cours publics.

Quant aux pièces d'anatomie pathologique en nature, celles qui sont conservées par dessiccation se racornissent au point d'être méconnaissables; celles qui sont conservées dans des liqueurs appropriées ne peuvent être étudiées qu'à travers les parois des vases qui les renferment. Ici, l'une des premières conditions pour l'étude de l'anatomie pathologique, le toucher est en défaut. La vue elle-même n'observe plus la nature, car tout le monde sait que les formes s'altèrent et que la couleur change au bout de peu de temps. Et, alors même que par un heureux procédé on parviendrait à conserver aux pièces anatomiques et leurs formes et leurs teintes, il serait toujours très-difficile de s'en procurer.

Après avoir réfuté les divers moyens dont on s'est servi jusqu'à présent pour reproduire l'anatomie pathologique, nous allons montrer ce que nous avons fait pour arriver au perfectionnement d'une science si utile à la médecine. Heureux si nous avons rempli le but que nous nous sommes proposé.

Pour parvenir à reproduire les lésions il fallait non-seulement une grande pratique, mais on devait encore acquérir des connaissances entièrement étrangères à la médecine. Il fallait étudier la peinture de manière à pouvoir prendre la nature sur le fait, si nous pouvons nous exprimer ainsi, et nous croyons avoir réussi. Aussitôt après l'ouverture du cadavre, les teintes, les couleurs sont prises avec exactitude, et vingt-quatre heures après la partie lésée est entièrement reproduite. Le même espace de temps suffit ensuite pour la mettre entre les mains des élèves.

Nous n'avons pas cherché à imiter, nous avons voulu reproduire la lésion absolument telle qu'elle s'offrait à nos yeux, naturelle autant que possible, afin de pouvoir réveiller au besoin dans notre esprit les mêmes sensations, les mêmes idées qu'au moment de l'observation. Après de longs et pénibles essais nous sommes parvenus à reproduire les pièces *sur nature*. Ce n'est pas là de l'imitation, mais c'est la représentation réelle. La cire, la gravure ne peuvent être mises en parallèle, car nous offrons les mêmes saillies, le même volume, les mêmes dimensions que la nature.

Les lésions comme nous les représentons sont frappantes de vérité. En tout semblables à la nature, elles ne s'altèrent jamais, et, par cela même, elles offrent un avantage sur les pièces naturelles conservées, puisqu'en tout temps elles peuvent servir aux observations. Un simple exemple le fera comprendre. Mathieu Baillie négligea de répéter ses observations; il en rédigea plusieurs sur des pièces du cabinet de W. Hunter, qui avaient subi des altérations; aussi sont-elles pour la plupart remplies d'erreurs.

Il est cependant une objection que l'on aurait pu nous faire et que nous avons prévue. Les organes que nous représentons sont sur des fonds, et de cette manière ils tiendraient une place telle qu'un cabinet ne pourrait suffire pour les contenir. Nous avons remédié à cet inconvénient par des cadres qui faisant saillie permettent aux professeurs de placer plusieurs pièces les unes sur les autres sans endommager les tissus représentés. De plus, nous avons mis à ces cadres des dos semblables à ceux des livres, sur lesquels nous inscrivons les noms des maladies, en sorte que l'on pourra les ranger de manière à former un corps de bibliothèque.

La Faculté de Médecine a senti combien il était important, dans l'intérêt de la science, d'avoir des pièces pour ainsi dire toujours fraîches, et elle nous a, en conséquence, chargé de reproduire les altérations intéressantes des organes qui pourraient se présenter dans les hôpitaux de Paris. MM. les membres du conseil de santé du ministère de la guerre et M. Keraudren, inspecteur général du conseil de santé du ministère de la marine, convaincus de l'utilité de nos travaux, les ont aussi encouragés de tous leurs efforts.

Nous devons ici faire agréer nos remercîments à MM. Pasquier père et Broussais, dont les bons et utiles conseils nous ont été d'un si grand secours; à M. Jules Cloquet, pour l'intérêt qu'il a bien voulu prendre à notre entreprise; à MM. Gama, Desruelles et Levy, professeurs à l'hôpital militaire de perfectionnement du Val-de-Grâce, qui nous ont offert leurs concours pour la publication de cet ouvrage; et en particulier à M. Casimir Broussais, aussi professeur au Val-de-Grâce, qui s'est fait un plaisir de nous aider en nous faisant part des cas qui pouvaient être les plus dignes d'être étudiés. Nous devons aussi exprimer publiquement notre reconnaissance à M. Pasquier fils, chirurgien en chef de l'hôtel des Invalides, que l'on est toujours sûr de rencontrer partout où la science a besoin d'un protecteur, et dont la bonté ne s'est pas démentie pour nous.

Enfin, nous dirons pour terminer que l'anatomie pathologique, de toutes les branches des sciences médicales la plus récente, a déjà rendu d'immenses services à l'art de guérir. Un siècle a suffi pour la porter au point où nous l'avons trouvée. Ceux qui se sont jetés dans cette carrière toute nouvelle se sont partagés en deux écoles; les uns, avec J. Hunter, ont voulu scruter les lois de formation de nos parties, et fonder une physiologie pathologique toute nouvelle; les autres, marchant à la suite des Bayle, des Dupuytren et des Laennec, tirant de la seule autopsie l'histoire des modifications anormales que peut subir le corps humain. Nous nous abstiendrons de juger entre ces deux partis. Nous interrogeons les faits, notre première, notre unique autorité en médecine. Posant clairement les principes, nous disons : La vérité est là, la voulez-vous? Nous n'affirmons pas, comme quelques enthousiastes, que l'anatomie pathologique est appelée à devenir l'unique base de l'art de guérir, seulement nous dirons que c'est par elle que la médecine a acquis cette précision qu'elle possède aujourd'hui, qu'elle a rendu de grands services, mais que sa destination est encore loin d'être accomplie.

De même que l'historien qui s'attache continuellement aux faits, le médecin doit toujours interroger le corps humain. La maladie, la mort, voilà les ennemis qu'il doit combattre! Du lit du malade il passe au cadavre, puis il prend la plume. Il meurt; ses observations restent, et la postérité juge, non pas du mérite de ses écrits, mais de l'utilité de ses observations. Ce sont ces vérités qui nous ont conduit à rechercher dans le sein de la mort les moyens de conserver la vie. Berengario de Carpi disséqua plus de cent cadavres. Suivant son exemple, nous répéterons nos observations jusqu'au moment où nous aurons accompli notre tâche. Elle sera longue, mais c'est une œuvre de science et d'humanité, et nous serons heureux si nous réussissons à l'accomplir. Les encouragements qu'on nous a donnés nous ont engagé à poursuivre des travaux aussi pénibles. Si pourtant ces encouragements cessaient, nous travaillerions toujours. Le monde savant entier en aura connaissance. La France sera la première, il est vrai, à jouir des bienfaits que nous retirerons de nos travaux; cependant, comme la philantropie ne se borne pas à être utile à sa patrie, nous les ferons parvenir dans toutes les puissances, qui toutes, nous en sommes certains d'avance, se feront un plaisir d'en pourvoir leurs cabinets. Plus avantageux que la représentation en cire, notre système aura du moins l'avantage d'offrir des pièces exactement semblables [1].

Nous présentons notre ouvrage sous quatre faces également utiles : *Anatomie pathologique médicale*, *chirurgicale*, *médico-légale* et *comparée.*

Il n'est pas besoin de répéter les avantages que l'*anatomie pathologique médicale* peut offrir. Ils sont trop bien connus pour que nous nous y arrêtions un instant.

L'*anatomie pathologique chirurgicale* comprendra ; 1° les maladies qui le plus souvent cèdent à une bonne et sage thérapeutique; 2° celles que l'opération parvient seule à guérir ; 3° enfin celles qui par leur opiniâtreté et leur intensité n'offrent aucune chance de succès par la médecine opératoire et par les médicaments.

Pour rendre ce travail aussi complet que possible il ne nous restera plus qu'à traiter des altérations médico-légales qui font partie essentielle de l'anatomie pathologique. Nous nous attacherons à la reproduction des organes lésés par des poisons ou des médicaments ; l'*anatomie pathologique légale* est en effet trop nécessaire pour que nous la négligions. Chaque jour des médecins sont appelés pour répondre sur des faits tellement obscurs que c'est sans contredit

[1] En effet, il est impossible de trouver deux exemplaires pareils, d'un relief en cire.

l'œuvre la plus utile de chercher, non pas à remplir le vide de cette partie de la science, mais à y jeter quelque clarté, et éviter par ce moyen les erreurs fatales dans lesquelles peuvent tomber les médecins.

Il est encore une source féconde où le physiologiste peut puiser des connaissances utiles, c'est l'*anatomie pathologique comparée*. Celui qui n'a vu que les altérations du cœur, des poumons, des intestins, de l'homme, n'a qu'une faible idée de ce que sont ces viscères dans la grande chaîne des animaux. Toutes les fois donc que nous pourrons trouver quelques cas remarquables qui se rapporteront à cette partie nous les reproduirons; de cette manière nous rendrons service au médecin et au vétérinaire qui ne peuvent saisir parfaitement le caractère d'une foule de maladies dont les symptômes sont toujours très-équivoques.

Qu'on nous pardonne si nous avons trop prolongé quelques détails; nous nous arrêtons, laissant au siècle le soin de juger no re œuvre. Ce n'est pas pour notre propre gloire que nous avons voulu l'entreprendre, c'est pour la science et pour l'humanité. L'anatomie pathologique, nous le répétons, est loin d'avoir accompli sa destination : puissions-nous réussir à lui faire faire quelques progrès et sauver quelques-uns de ceux qui souffrent !

ANATOMIE
PATHOLOGIQUE
EN RELIEF.

CHUTE SUR LE COUDE,

FRACTURE DE L'OLÉCRANE, FRACTURE COMMINUTIVE DU COL ANATOMIQUE ET DU COL CHIRURGICAL DE L'HUMÉRUS; TRAITEMENT PAR LA DEMI-FLEXION [1].

(Mort trois mois après. — Examen du membre.)

Le 2 décembre 1837, M. Ballay de Bischefeld, officier invalide, âgé de quatre-vingt-cinq ans, fait un faux pas en montant les degrés d'un escalier, tombe sur le coude gauche, et ne peut se relever. Transporté immédiatement à l'infirmerie, M. Coblentz, chirurgien de garde, constate une fracture de l'olécrâne très-facile à apprécier. Le malade est très-débile, ses muscles sont flasques, et le tremblement violent que le froid et la douleur qu'il éprouve lui rendent très-pénible, oblige le chirurgien de se hâter de mettre le bras dans la demi-flexion, et de l'envelopper de compresses trempées dans de l'eau résolutive chaude. On emploie en outre les moyens généraux que l'indication réclame.

A la visite du matin, M. Pasquier trouve le malade dans l'état suivant : gonflement considérable du bras gauche,

[1] Observation recueillie à l'infirmerie de l'Hôtel des Invalides dans le service de M. PASQUIER, chirurgien en chef.

s'étendant de la partie moyenne de l'avant-bras jusqu'au moignon de l'épaule; la rougeur est plus prononcée vers la portion du coude qui a porté au moment de la chute. La totalité du membre présente une ecchymose violacée. A l'angle saillant du coude existe une dépression. Le fragment supérieur dont le volume paraît augmenter par le gonflement des parties molles est difficilement rapproché du cubitus. Cependant, après quelques efforts douloureux et au moyen du rapport d'extension, les surfaces osseuses mises en mouvement font entendre la crépitation. La flexion devant être conservée pendant toute la durée du traitement, on ramène lentement le membre à cette position (angle de 45°) en maintenant fortement la portion de l'olécrâne entraîné par le triceps. Malgré cette position, on reconnaît que les surfaces se maintiennent parfaitement en contact. La main de l'aide qui contient solidement le fragment supérieur par le demi-cercle que forment l'indicateur et le pouce écartés, est remplacé par une compresse graduée demi-circulaire assujettie par plusieurs tours de bande. Un appareil inamovible est ensuite placé (blanc d'œuf et eau-de-vie camphrée) sur la totalité du membre, et le pansement est terminé par l'application d'une écharpe. Le malade mis au lit ne peut plus le quitter.

L'ébranlement général qu'un pareil accident a occasionné dans un organisme débilité par un si grand âge, fait redouter et presque pressentir une terminaison funeste. L'alimentation est presque nulle; on ne soutient le malade que par du bouillon, quelques potages et du vin généreux. Cependant les douleurs dans les membres sont supportables jusqu'au trentième jour. Le malade se plaint alors d'une douleur très-vive dans le coude; elle devient telle que, malgré la répugnance qu'il éprouve, M. Pasquier se détermine à lever l'appareil. On s'aperçoit alors d'une excoriation profonde et d'une suppuration assez abondante, qui s'était écoulée dans le vide que laisse toujours l'appareil dont on a fait usage. Dès lors des pansements quotidiens, en maintenant toujours le bras dans la flexion au moyen d'une écharpe, sont seuls mis en usage, et en peu de jours triomphent à peu près des accidents. Mais à mesure que cette plaie marche vers la cicatrisation, le malade s'affaiblit de plus en plus, le sacrum s'excorie, les pommettes rougissent, le délire survient, et le malade succombe le 7 mars 1838, trois mois après l'accident.

Examen du membre. — Une incision cruciale est faite au coude pour examiner l'état des positions consolidées. Au grand étonnement des personnes qui assistaient à l'ouverture, malgré la position demi-fléchie et le grand âge du malade, le cal est parfait, et l'écartement nul à la partie antérieure, a deux à trois lignes à la partie postérieure.

On allait scier l'humérus à sa partie moyenne pour conserver une pièce aussi importante, lorsque M. Pasquier fit observer que, pour la beauté de la pièce, il valait mieux conserver le membre tout entier. M. le docteur Coblentz, alors chirurgien sous-aide à l'hôtel, fut chargé de désarticuler l'épaule, et, à son grand étonnement, cette opération fut longue et difficile; la tête humérale lui parut rugueuse, d'un volume plus considérable et dans une situation anormale. Cependant la désarticulation fut effectuée, et l'os étant séparé des parties molles, il reconnut une fracture comminutive de l'extrémité supérieure de l'humérus.

La pièce fut mise, le lendemain de cette découverte, entre les mains de M. Pasquier. La surprise fut d'autant plus grande que rien, pendant la vie, n'avait fait soupçonner de si grands désordres; aucune déformation n'existait à l'épaule, et la douleur qui s'y faisait sentir se justifiait assez par le gonflement inflammatoire qui envahissait tout le membre.

La pièce anatomique, examinée attentivement, offrait :

1° une fracture comminutive du col chirurgical; 2° une fracture comminutive du col anatomique.

La portion articulaire de l'os qui, dans l'état naturel, forme un angle obtus avec l'axe de l'humérus, est courbée de manière à former avec cet axe un angle droit. En arrière de cette portion articulaire, on aperçoit des fragments au nombre de quatre ou cinq, de volumes divers, les uns parfaitement réunis, les autres séparés par une substance fibreuse très-solide.

Cette observation est remarquable sous plusieurs rapports.

Relativement à la fracture de l'olécrâne, elle offre un argument en faveur de l'opinion des praticiens qui pensent que dans le traitement des fractures de l'olécrâne, comme l'ankylose est à craindre, il est plus rationnel de laisser le membre dans la *demi-flexion*, vu, d'une part, les inconvénients qui résulteraient d'un ankylose avec extension du membre, et, d'autre part, la confirmation que cet exemple donne d'un rapprochement le plus parfait possible.

Il faut noter, en outre, les ressources de la nature pour la consolidation des fractures multiples dans les circonstances les plus défavorables possibles; le grand âge du malade, sa débilité extrême et son alimentation presque nulle depuis son accident. *

* La pièce pathologique préparée par M. le docteur Coblentz, et aujourd'hui entre mes mains, a été reproduite par le procédé ingénieux dont M. le docteur Thibert est l'inventeur, d'une manière si parfaite, qu'il est impossible de distinguer la copie de l'original.

A. Pasquier.

MORVE AIGUE

OBSERVÉE CHEZ L'HOMME [1].

Limosin (Charles), âgé de vingt-quatre ans, né à Corvolles (Nièvre), d'une forte constitution, jouissant habituellement d'une bonne santé, n'ayant jamais eu de maladie vénérienne, menant une vie assez régulière, a travaillé depuis plusieurs années chez différents maîtres, comme valet de ferme ou charretier.

Depuis le 25 juin dernier, il était employé par le nommé Larcher, voiturier au Point-du-Jour, qui avait plusieurs chevaux morveux. Suivant les habitudes de la maison, il couchait avec trois autres garçons dans l'écurie, près des chevaux malades. Il prenait soin des animaux; mais il n'a eu depuis deux mois aucune plaie, aucune écorchure, par laquelle il fût exposé à absorber quelque matière morbide.

Limosin tombe malade le 13 août, le lendemain d'une ribotte; il se plaint de malaise, de courbature, de douleur dans la tête et sous les pieds; dans la nuit, il a du frisson et de la fièvre. Le lendemain, on le conduit chez son beau-frère, à Boulogne. Les jours suivants, la fièvre continue; il n'y a ni vomissements, ni diarrhée. Le 16, il se plaint, pour la première fois, de douleur au genou gauche; on applique des sangsues. La douleur persiste; il s'y joint bientôt une tuméfaction et une rougeur mal circonscrite à la face externe du genou et de la jambe. Le 26, la tumeur

[1] Cette observation a été recueillie à l'Hôtel-Dieu dans le service de M. Breschet, par MM. BURGUERRE et VIGLA, internes. — Les pièces faisant partie de la Morve de l'homme et du cheval paraîtront dans les 1re, 2e et 3e livraisons.

se couvre de taches violacées ; les accidents généraux redoublent d'intensité. On se décide à amener le malade à Paris, où du bureau central d'admission il est dirigé sur l'Hôtel-Dieu, pour être placé dans un service de médecine. Le lendemain matin, 27, le médecin le regardant comme atteint d'érysipèle phlegmoneux, le fait passer en chirurgie, et il est placé dans le service de M. Breschet, salle Sainte-Jeanne, nº 21.

La face pâle a une expression d'anxiété toute particulière. Le malade pousse, de temps en temps, des gémissements sourds ; la peau est chaude, sèche, le pouls fréquent, peu développé, la langue rouge, tendant à se sécher. A peine couché, le malade a rendu involontairement une selle liquide, verdâtre, extrêmement fétide. Le ventre est souple, indolent ; il ne présente, non plus que la poitrine, aucune tache ni éruption. Le genou gauche offre en avant et en dehors une tuméfaction et une rougeur érysipélateuse qui s'étendent à la partie supérieure et externe de la jambe. Au centre de la tumeur, on remarque plusieurs phlyctènes confluentes contenant une sérosité trouble et violacée. (Cataplasmes émollients, limonade pour boisson.)

28. Le malade a été toute la journée dans la prostration; il a eu plusieurs selles liquides d'une odeur fétide, tantôt volontaires, tantôt involontaires. La voix est nazillarde; l'air circule avec bruit dans les fosses nasales, d'où le malade rejette à chaque instant un mucus sanguinolent. Il a eu plusieurs épistaxis. Les phlyctènes du genou se sont remplies de nouveau ; plusieurs autres se sont développées, et la rougeur a pris une teinte violacée.

29. Ricaneries, subdelirium et plaintes continuelles pendant la nuit ; écoulement sanguinolent plus abondant par les narines ; langue sèche, fuligineuse ; selles nombreuses ; peau chaude, sèche ; pouls petit (110). A la place des phlyctènes du genou qui ne se sont pas remplies, on remarque des

taches noires gangréneuses. Une fluctuation manifeste existant à la partie inférieure de la tumeur, on pratique une incision verticale de deux pouces de long, et on donne issue à un liquide purulent grisâtre, plutôt infiltré que rassemblé en foyer, mêlé de lambeaux de tissu cellulaire gangréné.

30. L'examen des symptômes que nous venons de décrire, et qui pouvaient se rapporter à plusieurs maladies générales par infection, laissait dans le doute sur la nature véritable de l'affection ; mais, dans les vingt-quatre heures qui venaient de s'écouler, de nouvelles lésions étaient apparues, et la maladie avait pris une physionomie tout-à-fait caractéristique que nous avons cherché à reproduire par une description exacte et minutieuse. Altérations observées à la surface cutanée. Au cuir chevelu, à un pouce de l'oreille droite, on observe deux pustules de forme globuleuse, assez semblables à de grosses pustules de variole ; leur centre, au lieu d'être déprimé, est formé par une saillie jaunâtre contenant un liquide purulent ; trois autres pustules analogues sont cachées à la partie supérieure de la nuque au milieu des cheveux. Sur le front, on rencontre six pustules de la même forme ; la base en est dure, entourée d'une auréole rosée ; l'intérieur contient, sur deux d'entre elles, un liquide trouble, purulent, en très-petite quantité. Après avoir enlevé l'épiderme, on voit que la base est formée par un tissu dur, jaunâtre, semblable à du pus concret. Les autres pustules sont entièrement solides ; leur surface est piquetée, et rappelle l'aspect du frambæsia. Le nez est le siége d'une tuméfaction générale et d'une rougeur livide érysipélateuse qui se fond insensiblement sur les parties latérales. Au centre, et sur la ligne médiane, existe une phlyctène de la largeur d'une pièce de cinq sous, formant une légère saillie noirâtre, et contenant un liquide séro-sanguinolent. Après l'évacuation du liquide, il reste encore

une légère élevure formée par le derme épaissi et gangréné. Les narines se dilatent largement, et laissent écouler un liquide jaunâtre entremêlé de stries sanguinolentes, qui, par suite de la position du malade toujours couché sur le côté gauche, forment sur la lèvre supérieure jusqu'à la commissure gauche une trace tout-à-fait comparable à celle du jetage des chevaux morveux. La paupière supérieure du côté gauche offre un gonflement œdémateux assez considérable et une légère rougeur; le malade la soulève difficilement; au bord libre existe une grosse tumeur furonculeuse. Le gonflement œdémateux se continue jusque sur la paupière inférieure du même côté, ce qui cause l'occlusion presque complète de l'œil gauche.

Les paupières du côté droit s'ouvrent et se ferment librement, bien qu'il existe trois petites pustules sur la paupière supérieure, une seule à l'état de développement complet. Sur le reste de la face sont disséminées en grand nombre des pustules semblables à celle du front, mais à différents degrés de développement; quelques-unes commençantes, constituant une petite élevure rouge et dure, échapperaient à une observation peu attentive; d'autres plus saillantes, globuleuses, sont encore dures; plusieurs sont déjà en état de suppuration. L'éruption commençante est plus abondante et en quelque sorte groupée sur le menton, au milieu de la barbe et autour des lèvres. Celles-ci, très-légèrement gonflées, sont encroûtées, jaunâtres; une petite pustule existe sur la muqueuse de la lèvre inférieure. — La face antérieure de l'éminence tragus de l'oreille droite est couverte par une vésicule à base assez large et médiocrement dure, à surface violacée, livide, contenant un liquide rougeâtre, et rappelant très-bien une vésicule de rupia. — Au col on observe des pustules avec le même caractère qu'à la face, beaucoup moins nombreuses à gauche qu'à droite. — A la partie antérieure de la poitrine, l'éruption pustuleuse est moins abondante et moins avancée ; au ventre, elle devient très-rare et se réduit à quelques papules très-petites. — Sur le dos les pustules sont plus abondantes qu'à la partie antérieure du thorax, surtout à droite ; elles sont généralement plus volumineuses, moins régulièrement globuleuses, quelques-unes prenant une forme allongée, d'un aspect violacé, se rapprochant plutôt de celle du tragus que nous avons comparé à une vésicule de rupia. L'éruption de ce genre devient surtout marquée à l'épaule droite où elle est très-nombreuse et très-avancée. Les pustules vont en diminuant de nombre et de développement en bas et à l'avant-bras droit, et on n'en observe plus sur la main. A la face externe du coude, au niveau de l'épicondyle, on remarque une rougeur violacée avec léger gonflement ; on retrouve une altération semblable au niveau de l'olécrâne, et sur la face dorsale du carpe ; mais dans ce dernier point existe une fluctuation manifeste. — Au bras gauche des pustules *varicelliformes*, moins nombreuses, moins grosses qu'à droite, sont dans les mêmes rapports. Sur la face postérieure de l'avant-bras deux collections de liquide assez abondantes paraissent profondément situées, soulèvent la peau qui n'a pas changé de couleur ; la face dorsale du poignet présente, comme du côté opposé, de l'empâtement et de la rougeur. — L'éruption reparaît plus abondante sur la fesse droite, elle est nulle sur la gauche ; cette dernière, sur laquelle le malade repose habituellement, est rouge et tuméfiée dans le point comprimé. — On ne trouve qu'une pustule sur le scrotum et un très-petit nombre sur les membres inférieurs. — A la partie inférieure et externe de la cuisse droite on observe une tumeur ovoïde, du volume d'une amande, avec son péricarpe, à base très-dure, entourée d'une auréole rouge, offrant tout-à-fait l'aspect d'une tumeur charbonneuse : sa couleur est violacée, noirâtre, et elle présente au centre une phlyctène de même couleur, contenant un liquide sanieux. On rencontre, à quatre pouces au-dessous de cette tumeur, une collection profonde formant une légère saillie, sans altération de peau; à la face dorsale du pied et à la partie inférieure de la jambe du même côté au devant de la malléole externe, une rougeur violacée et de l'empâtement comme aux poignets. — A la face externe du genou gauche nous retrouvons la tumeur érysipélateuse avec les phlyctènes et les plaques gangréneuses que nous avons déjà observées les jours précédents; on peut voir par l'incision qui a été faite, que la peau est altérée dans toute son épaisseur, et que le tissu cellulaire sous-jacent est frappé de gangrène. A la partie inférieure de la jambe en arrière du tendon d'Achille, une escarre que recouvrait une phlyctène paraît occuper toute l'épaisseur de la peau dans l'étendue d'une pièce de dix sous.

En résumé, nous observons, sur la face extérieure du corps, quatre ordres de lésions : 1° des pustules, les unes globuleuses, tout-à-fait semblables à des pustules de variole; les autres moins régulières, plus volumineuses, offrent un mélange de la pustule et de la phlyctène, probablement par suite d'une complication gangréneuse; notons en passant la prédominance marquée de l'éruption sur le côté droit du corps; 2° une affection érysipélateuse et phlegmoneuse dont le type est au genou; 3° des gangrènes comme dans la tumeur charbonneuse de la cuisse, au genou et à la jambe; 4° des collections purulentes profondes, et probablement même siégeant au milieu des muscles.

Si nous continuons l'examen du malade, nous remarquons sur sa physionomie une expression générale de stupeur; il est dans un état de prostration et de demi-somnolence dont il sort de temps en temps pour pousser des gémissements et exprimer ses craintes sur les suites de sa maladie. Si on l'interroge, il répond assez juste, pourvu que les questions ne soient pas trop multipliées. Les forces musculaires sont très-réduites et les mouvements très-pénibles. La sensibilité générale est conservée partout et même exaltée dans les points où la peau présente des altérations; la vue et l'ouïe sont intactes.

La langue est sèche, brunâtre au centre, rouge à la pointe; les gencives sont pâles sans gonflement; sur la voûte palatine et le voile du palais on remarque plusieurs plaques noirâtres, gangréneuses. Soif vive, déglutition des liquides assez facile, nausées fréquentes, pas de vomissements. Ventre assez souple, paraissant indolent, sans gargouillement appréciable; selles fréquentes, tantôt volontaires, tantôt involontaires, liquides, noirâtres, très-fétides. Urine parfois aussi rendue involontairement; examinée après une émission spontanée, elle est naturelle, peut-être un peu colorée.

Par la percussion et le palper, le foie et la rate ne paraissent pas occuper un plus grand volume que dans l'état normal.

L'air ne peut pénétrer dans les fosses nasales malgré les efforts nombreux que fait le malade, efforts accompagnés d'un reniflement bruyant. La respiration se faisant par la bouche reste encore bruyante et manifestement gênée (40 inspirations par minute). Le malade ne tousse pas, mais fait, de temps en temps, des efforts pour rejeter des crachats jaunâtres, très-visqueux. La percussion donne un son clair dans toute l'étendue de la poitrine; le bruit respiratoire est couvert par le bruit des inspirations dans la bouche et dans les fosses nasales. La voix est brève, sourde, saccadée.

Battement du cœur régulier; les deux bruits sont distincts, l'impulsion faible; pouls peu développé, dépressible (140 à 150 par minute).

En somme, l'état général du sujet, la connaissance des cas analogues consignés dans les annales de la science, ne permettaient pas de douter d'une terminaison fatale; cependant on pouvait penser que le malade, homme robuste et à la fleur de l'âge, résisterait quelques jours encore à cette espèce d'empoisonnement; mais la gravité des accidents devança nos prévisions : vers le soir, le malade, dans une agitation extrême, se mit à délirer, parlant sans cesse de ses voitures et de ses chevaux; la respiration devint de plus en plus embarrassée; à une heure il était agonisant, avait le râle trachéal; il succomba à cinq heures du matin, le 31 août.

Autopsie, le samedi, 1er septembre, par un temps sec et chaud, *vingt-sept heures après la mort.*

Pas de signe de décomposition, sujet bien musclé, embonpoint conservé, rigidité très-prononcée de toutes les articulations. Les lividités cadavériques ne sont que peu apparentes sur les parties déclives du corps.

A l'extérieur on observe les mêmes altérations cutanées que pendant la vie, mais l'auréole érysipélateuse qui entourait les pustules a disparu; ces pustules elles-mêmes sont en partie affaissées, et la surface de la plupart d'entre elles a pris une légère teinte rouge-livide : la plaque gangréneuse du genou n'a pas changé d'aspect.

Examen anatomique de l'éruption. — Le liquide que l'on trouve à l'intérieur des pustules est jaune-sale, purulent, plus ou moins consistant, presque concret dans quelques-unes. La lame dermique qui soulève est extrêmement mince; au-dessous de celle-ci, le derme est excorié dans le tiers ou le quart de son épaisseur, offre une surface grisâtre celluleuse, sans disque pseudo-membraneux, sans augmentation de densité; d'ailleurs les couches profondes du derme et le tissu cellulaire sous-jacent ne sont pas injectés.

Dans les grosses pustules violacées, qui méritent plutôt le nom de phlyctènes, le liquide est sanieux, comme sanguinolent et purulent. Au-dessous d'elles le derme est épaissi, injecté jusque dans ses couches profondes qui sont infiltrées du même liquide et presque gangrenées : le tissu cellulaire sous-jacent participe à cet état.

Au niveau de la tumeur noirâtre de la cuisse droite, la peau est d'une épaisseur double et sensiblement ramollie : elle offre à la section une couleur lie de vin ; le tissu cellulaire est fortement ecchymosé, ses feuillets épaissis, mais l'aponévrose est intacte.

La peau du genou gauche est gangrénée dans toute son épaisseur et dans une étendue assez considérable : il en est de même de celle qui forme les bords de l'incision qui a été pratiquée à la partie supérieure de la jambe.

Tissu cellulaire et veines sous-cutanées. — Il y a une couche de pus infiltré dans le tissu cellulaire de la région dorsale de la main gauche, sur laquelle on avait observé pendant la vie un gonflement assez considérable. Le plus grand nombre des veines superficielles si abondantes dans cette région est enflammé ; leurs parois offrent en plusieurs endroits une couleur blanchâtre, les tuniques sont épaissies et plus denses qu'à l'état normal, leur face interne est encore lisse et n'est le siége d'aucune exsudation, mais le sang est coagulé dans presque toute leur longueur, et forme des cordons noueux, noirs dans quelques points, décolorés dans d'autres, sans apparence de pus ; dans quelques branches le sang n'est pas coagulé, il se trouve à l'état de sanie dans laquelle on reconnaît des gouttelettes de pus. Si on cherche le point de départ et la terminaison de ces altérations, on voit qu'elles commencent dans trois ou quatre veines collatérales à la hauteur des premières phalanges, et cessent au-delà du poignet dans les branches plus volumineuses qui vont former les veines radiales et cubitales. En deçà et au-delà de ces limites, les veines reprennent leur aspect bleuâtre, ne contiennent qu'un peu de sang liquide, offrent la finesse et la presque transparence normale de leurs parois qui s'affaissent lorsqu'on les incise. Au-dessous du muscle extenseur commun des doigts, il existe une autre couche de pus infiltré, plus considérable que la première ; elle se prolonge vers le poignet, autour duquel on trouve les couches fibro-celluleuses indurées, infiltrées d'un liquide gélatinoso-purulent, mais sans que celui-ci pénètre dans l'intérieur de l'articulation ; les veines profondes ne paraissent pas malades.

Infiltration sanguine dans le tissu cellulaire du pli du bras du même côté, sans que les veines soient malades ; sur les limites de l'infiltration, il y a injection veineuse très-sensible.

L'une des branches qui vont former la veine radiale droite est enflammée et remplie de pus dans l'étendue d'environ un pouce : la communication avec les autres veines est interrompue en haut et en bas par un caillot fibrineux.

La gangrène de la peau du genou gauche s'étend aussi aux couches superficielles du tissu cellulaire ; les couches profondes sont infiltrées de pus et présentent un réseau très-serré de veines enflammées, et dont l'aspect se rapproche de celui des veines que nous avons vues au poignet droit. A l'intérieur de ces canaux on trouve, ici du pus phlegmoneux de bonne nature, là des petits caillots sanguins décolorés, plus loin des caillots rouges, ailleurs du sang liquide ; ces substances de couleurs variées donnent à ce réseau un aspect singulièrement nuancé. On suit ces altérations dans les plus petites divisions que l'œil puisse apercevoir, et que cette injection morbide permet de suivre bien au-delà des limites ordinaires ; elles disparaissent au fur et à mesure qu'on arrive à des rameaux un peu volumineux, et n'existe pas dans les veines articulaires.

L'infiltration purulente se prolonge vers la face externe du tibia qui est dénudée dans sa partie supérieure, et dont le périoste est injecté et épaissi. Le pus pénètre aussi d'avant en arrière dans quelques interstices musculaires, et l'on voit, dans l'étendue de deux pouces, la veine tibiale antérieure enflammée, mais sans que cet état se continue au-delà de son embouchure dans la veine poplitée; elle n'est malade que dans les points où elle est en contact avec le pus.

Une gouttelette de pus est parfaitement reconnaissable dans la veine saphène du pied droit, sans que les parois de la veine paraissent malades, sans qu'il y ait de caillot au-dessus ou au-dessous, mais cependant sans que nous puissions douter du siége, dont nous nous sommes assurés avec d'autant plus de soin que le fait nous paraissait plus difficile à expliquer.

Toutes les autres veines superficielles du tronc et des membres sont saines.

Veines profondes des membres et du tronc. — Celles-ci contiennent en général des caillots petits et mous; mais dans les divisions de la veine hypogastrique du côté droit, on trouve des caillots décolorés et du pus, avec épaississement des parois, une phlébite manifeste qui ne se prolonge pas dans la veine iliaque primitive. On ne peut reconnaître de caillots aux limites de la veine enflammée; celle du côté opposé est saine. Quelques caillots petits et peu consistants dans la veine cave dont le reste du conduit est rempli de sang noir.

Ganglions lymphatiques. — Ils sont gonflés et injectés dans plusieurs régions, mais ne contiennent pas de pus. A la face interne du bras droit, un peu au-dessous du coude, et près de l'épanchement sanguin du tissu cellulaire, commence une série de ganglions d'autant plus rouges et volumineux que l'on avance vers l'aisselle, en suivant le trajet du cordon vasculaire et nerveux; on n'en rencontre plus au-delà de la clavicule. Entre eux on n'a pu découvrir ni veines ni vaisseaux lymphatiques enflammés établissant la communication. Même état des ganglions de l'aine gauche.

Ceux en petit nombre qui, du pied droit, remontent vers la malléole interne sont légèrement développés. Trois ou quatre à la partie inférieure du col sont rouges : les autres sont sains.

Muscles. — On trouve dans l'épaisseur de ceux-ci bon nombre d'abcès ; il y en a deux dans la couche musculaire du pharynx, trois dans les muscles longs du cou, quatre dans les muscles superficiels de l'avant-bras gauche, un dans le muscle biceps du même côté, deux dans les muscles inter-osseux de la main droite ; il y a un foyer considérable dans le vaste externe de la cuisse droite, et un plus petit dans le muscle soléaire.

Chacun de ces abcès contient une quantité plus ou moins considérable de pus crémeux, peu fluide ; dans quelques-uns il semble être infiltré au milieu des fibres musculaires, dans d'autres il est rassemblé en foyer ; dans ces derniers on ne voit pas que les parois soient tapissées par une membrane pyogénique ; elles sont formées par des fibres musculaires érodées, irrégulièrement découpées, dont les débris flottants ressemblent à des petites végétations. Autour de ces collections le tissu musculaire est dans l'état normal, les veines voisines ne sont pas malades.

Dans quelques muscles le travail d'élimination est assez avancé pour que le pus fasse saillie à la surface et se présente sous forme d'un tubercule superficiel.

Articulations. — Toutes ont été ouvertes; dans une seule, celle du côté droit, on trouve de la synovie sanguinolente et purulente, et la membrane synoviale est épaissie et injectée sur les bords des cartilages articulaires.

Crâne. — Le cerveau est ferme ; pas de sérosité dans les ventricules ou au-dessous de l'arachnoïde ; les membranes ne sont pas injectées ; le sang contenu dans les sinus de la dure-mère est coagulé pour la plus grande partie.

Fosses nasales. — Côté droit, gonflement de la membrane

muqueuse, tel que, dans la plus grande partie de leur étendue, les parois interne et externe se touchent. Sa surface est recouverte d'une couche de mucus épais, grisâtre, visqueux, qui pénètre dans les divers orifices que l'on voit à l'intérieur de ces cavités et pénètre dans les méats. Le mucus enlevé par un filet d'eau, on voit qu'il n'y a pas un point de la membrane qui soit intact.

La première altération qui frappe l'attention est une vascularité extrême ; l'injection d'un rouge très-vif est disposée sous forme d'arborisations, d'étoiles, d'ecchymose, ou de combinaison intime avec le tissu. Sur ce fond apparaissent de petites élevures jaunâtres, arrondies, plus ou moins saillantes, formées par des dépôts de pus ou de lymphe plastique, se présentant sous l'aspect de pustules isolées ou confluentes, et situées à une profondeur inégale dans l'épaisseur de la membrane muqueuse. La surface de quelques-unes est errodée et semble former le passage de cette altération à une autre consistant en des ulcérations arrondies, régulières, à bords bien découpés, à fond lisse et brillant. Ces pustules et ces ulcérations plus nombreuses sur les cornets et sur la cloison, se réunissent pour former des plaques plus ou moins larges, plus ou moins saillantes ; le centre est déprimé et inégalement ulcéré, fongueux, parsemé de points grisâtres qui indiquent un commencement de désorganisation, et recouvertes d'un détritus sanguinolent et presque gangréneux ; la base de ces plaques et le bourrelet qui les circonscrit est rouge, recouvert de pustules et de petites ulcérations. Autour de l'orifice de la trompe d'Eustache, la muqueuse est épaisse, on y voit une ulcération et plusieurs petites pustules.

La membrane pituitaire peut être détachée avec la plus grande facilité du cartilage de la cloison et de différents os qui forment la paroi externe de la cavité ; entre elle et le cartilage de la cloison il y a plusieurs gouttelettes de pus.

Sa surface profonde est presque aussi malade que sa surface libre, plusieurs pustules se voient aussi de ce côté; elle est gorgée de sang dans toute son épaisseur. Si l'on suit la membrane pituitaire dans les cavités secondaires, on ne trouve dans le sinus sphénoïdal qu'une légère injection et un peu de mucus, elle est à peine rosée dans le sinus frontal; dans les cellules ethmoïdales elle est fongueuse, gonflée et ulcérée; dans le sinus maxillaire elle est baignée par un liquide mucoso-purulent, au-dessous duquel l'injection est très-forte, et sur un point il y a une coloration brunâtre avec commencement de gangrène.

L'injection n'est pas bornée à la membrane muqueuse : le cartilage de la cloison est rosé; les cornets offrent aussi une teinte analogue moins vive; à la surface on voit beaucoup d'orifices vasculaires béants, et entre les deux lames de substance compacte des vaisseaux nombreux gorgés de sang.

Les altérations qui viennent d'être décrites ont été observées sur le côté droit; elles sont tout-à-fait semblables et offrent le même degré d'intensité dans la cavité nasale gauche.

Bouche, isthme du gosier et pharynx. — La langue, le plancher et les parois latérales de la bouche ne présentent rien d'anormal. Sur la partie médiane de la voûte palatine, la membrane muqueuse est gonflée, ramollie, d'une couleur gris-noirâtre; dans plusieurs points même on ne trouve qu'un détritus sanguinolent, qui cède à la moindre pression et laisse voir à nu la voûte osseuse.

Le voile du palais a une épaisseur triple de celle qu'on lui trouve ordinairement. La face antérieure est le siége d'une coloration violacée, qui se continue avec l'altération de la voûte palatine; il existe même, près de sa jonction avec celle-ci, une petite plaque gangréneuse. Près de la luette, le voile du palais devient rosé, mais les follicules sont plus saillants, légèrement injectés à leur base, et semblent avoir subi un commencement de transformation pustuleuse. Le désordre est plus grand à la partie postérieure, que recouvre, dans presque toute son étendue, une plaque ou champignon de forme ovalaire, bien circonscrit, irrégulièrement ulcéré, d'un fond grisâtre, parsemé de points jaunes, d'aspect gangréneux, entouré à la base par un cercle injecté et ecchymosé, d'où partent quelques arborisations vasculaires, qui s'avancent à la surface de l'ulcération jusqu'à son centre.

La membrane muqueuse pharyngienne est généralement injectée et d'une couleur rouge très-vive; celle-ci devient un peu bleuâtre, en même temps que le gonflement est plus considérable et la consistance moindre au pourtour de l'orifice postérieur des fosses nasales. Sur cette muqueuse injectée on observe une véritable injection analogue à celle des fosses nasales et du voile du palais; quelques pustules isolées rappellent la lésion des follicules de Brunner dans la fièvre typhoïde; d'autres confluentes, formant des plaques plus ou moins saillantes, entières ou ulcérées, offrent aussi une grande ressemblance avec les plaques de Peyer dans la même maladie. Au reste, cette analogie de forme et d'aspect, les points où abondent ces altérations, l'état de quelques follicules voisins, encore parfaitement reconnaissables, une dissection attentive, nous ont porté à croire que le siége de presque toutes les lésions de forme éruptive que nous avons décrites jusqu'ici doit être placé dans l'appareil folliculaire de la partie supérieure des voies digestives et respiratoires.

Sur la base de la langue, les papilles sont injectées et saillantes, et plusieurs semblent avoir éprouvé un commencement de suppuration. Sur l'amygdale du côté gauche existe une petite plaque non ulcérée semblable à celles du pharynx. Les glandes salivaires et les ganglions sous-maxillaires ne sont pas malades.

Larynx. — Les muscles sont sains, la face antérieure de l'épiglotte est rosée. De la face postérieure et inférieure de cette appendice se détachait une masse fongueuse, rougeâtre, irrégulière, qui se prolongeait jusque sur l'ouverture de la glotte et qui s'est séparée à la première traction. Au-dessous de cette fongosité, la membrane muqueuse est injectée, parsemée d'ulcérations arrondies, grisâtres, et de follicules saillants, jaunes, pustuleux.

Poitrine. — *Bronches.* — Elles sont remplies d'un liquide jaune rougeâtre, très-visqueux; la membrane muqueuse présente une injection rosée des plus vives, sans épaississement, ulcération, ni ramollissement; pas d'éruption semblable à celle du pharynx et des fosses nasales.

Poumons. — Adhérences pleurales assez intimes des deux côtés. Le poids des poumons est considérable. Les lobules sont dessinés et limités d'une manière nette par des lignes noirâtres; leur couleur est d'ailleurs généralement rosée. On voit à leur surface des pétéchies et des taches violacées légèrement proéminentes, correspondant à autant de petites tumeurs; en prenant le poumon entre les doigts, on sent dans toute son épaisseur un grand nombre de noyaux durs semblables : il y en a de toutes les grosseurs, depuis celle d'une aveline jusqu'à celle d'un pois. Ils sont à peu près également disséminés dans les différentes régions. Généralement arrondis, quelques-uns offrent des facettes, et paraissent tirer cette forme de l'induration entière d'un lobule. A la dissection, on reconnaît que ces tumeurs sont autant de petites pneumonies parfaitement circonscrites, et à divers degrés : le plus grand nombre est à l'état d'hépatisation grise; le pus est infiltré dans le tissu qui est friable et grenu; au centre de quelques-unes, mais en petit nombre, il y a une collection de pus bien formé ; les autres présentent l'hépatisation rouge. Autour d'elles le tissu pulmonaire est infiltré de sang noirâtre ; dans leur intervalle il est assez doux et ne laisse écouler à la pression que peu de sérosité.

Cœur. — Il est volumineux, son tissu est ferme, très-rouge; les valvules sont saines, suffisantes; la membrane interne est uniformément rosée. Dans le ventricule gauche, on trouve un caillot fibrineux qui se prolonge dans l'aorte et l'oreillette; un caillot semblable se remarque dans l'oreillette droite.

Abdomen. — Injection rosée du gros intestin et de la fin de l'intestin grêle; les follicules isolés et agglomérés sont parfaitement sains.

Estomac dilaté et rempli par un liquide noirâtre ; membrane muqueuse offrant quelques replis vers la petite courbure ; le long de la grande courbure, injection villeuse et pointillée, avec léger ramollissement de la membrane.

Foie volumineux avec quelques taches blanches à sa surface, couleur et consistance normale du tissu. Vésicule biliaire petite, pleine de bile jaune, verdâtre et de consistance sirupeuse. Pas d'altération dans la rate, les reins ni dans la vessie.

Un petit abcès dans le testicule gauche ; autour de cet abcès, le tissu n'est pas malade.

(Description de la pièce.)

Dans cette pièce, on a enlevé la cloison qui sépare les fosses nasales pour mieux faire voir les altérations de la membrane pituitaire ; la joue, le nez, le front, l'éminence tragus et le col présentent les diverses pustules décrites dans l'observation.

Sur une autre pièce, à la face antérieure de l'épiglotte, on remarque des ulcérations arrondies, grisâtres, avec de petites pustules; et sur la cloison des fosses nasales de nombreuses ulcérations couvertes de matières purulentes[1].

Pour l'étude de l'anatomie pathologique comparée, nous avons reproduit aussi les altérations que l'on observe dans la morve du cheval, et nous donnons ici la description des pièces représentées.

MORVE DU CHEVAL.

CLOISON DE LA FOSSE NASALE (côté gauche).

1. Orifice externe des fosses nasales et section des cartilages des ailes du nez.
2. Section de la cloison.
3. Base de la cloison qui repose sur la voûte palatine.
4. Partie supérieure formant le dos du nez.

On remarque à la partie supérieure plusieurs pustules qui varient en forme, en saillie et en étendue. On voit aussi de grandes ulcérations de plusieurs pouces d'étendue et de quelques lignes de profondeur dont les bords sont taillés à pic. La muqueuse nasale est en grande partie détruite, et laisse même voir en plusieurs endroits le tissu cartilagineux recouvert d'une matière purulente. Il y a en outre, au milieu des ulcérations, des débris de la muqueuse que l'on pourrait prendre pour des pustules.

[1] Cette seule pièce ne m'a été communiquée que cinq jours après la mort. Je regrette de ne l'avoir pas eu plus tôt et de n'avoir pas assisté là l'autopsie, ce qui m'aurait mis à même de représenter toutes les ésions qu'on avait observées pendant la vie, et qui existaient encore sur le cadavre.

SECTION DE LA TÊTE (côté gauche).

Cette pièce représente la cloison dans ses rapports avec la voûte palatine et les fosses nasales. La forme des ulcérations est allongée ; les bords en sont vivement irrités ; au milieu on remarque une forte sécrétion purulente. Dans quelques-unes, à la base de la cloison, la muqueuse est détruite. A peine si l'on rencontre quelques traces de pustules.

SECTION DE LA TÊTE (coté droit).

On voit dans cette section le cornet inférieur ulcéré dans presque toute son étendue, offrant une aussi abondante sécrétion que dans les autres parties ; seulement elle est d'un pus blanc opaque. Le cornet supérieur ne présentant pas de pustules ni d'ulcérations, nous n'avons pas jugé à propos de le reproduire.

PLAQUES DE PEYER

ULCÉRÉES, NOIRES, COMME CANCÉREUSES [1].

Carnil, soldat au 34e de ligne, entré au Val-de-Grâce le 24 avril 1838, salle 9, lit 40, est atteint de pneumonie chronique avec signes de cavernes au sommet des deux poumons, de gastro-entéro-colite compliquée d'œdème aux extrémités inférieures. (Régime adoucissant, quelques sangsues, puis des cautères au-dessous des clavicules; quelques narcotiques.)

Ce malade presse toujours le médecin pour avoir à manger plus qu'on ne lui accorde (il est à la bouillie); il s'étudie à cacher son mal, et proteste qu'il n'a besoin que de manger pour reprendre des forces. Il parvient en effet à se procurer des aliments, et il meurt presque subitement au milieu d'une indigestion, le 2 juillet. On trouva du pain caché dans sa paillasse.

Les deux sommets des poumons présentent des masses tuberculeuses disséminées et plusieurs cavernes.

A l'ouverture de l'abdomen on aperçoit les traces d'une péritonite aiguë générale, pariétale et intestinale, caractérisée par une coloration rouge striée, pointillée, une exsudation visqueuse blanchâtre qui commence à agglutiner les intestins et plusieurs ulcérations d'une teinte noirâtre.

La membrane muqueuse, dans les intestins grêles, est épaisse et d'un rouge vif dans les deux tiers supérieurs, grisâtre au-dessous. Ces mêmes intestins sont assez sains

[1] Cette observation, qui fera partie de la première livraison, m'a été communiquée, ainsi que la suivante, par M. Casimir Broussais, professeur à l'hôpital de perfectionnement du Val-de-Grâce.

dans leur partie inférieure, ne présentant guère que des mucosités et une sorte de pâte liquide, comme chimeuse. Puis apparaissent des ulcérations allongées, à bords épais, noires, comme gangréneuses; il en existe une vaste à un pied de la valvule, accompagnée d'un tel épaississement des tissus, si rugueuse et laciniée dans son intérieur, qu'on la dirait cancéreuse.

Le colon présente quelques ulcérations analogues aux premières. Il y a aussi induration et tuméfaction des ganglions mésentériques.

(Description de la pièce.)

A partir de la valvule iléo-cœcale, on a pris environ vingt pouces de l'intestin grêle; dans cette étendue on voit des ulcérations qui varient en étendue et en profondeur.

1. Coupe de l'intestin grêle.

2. Ulcérations qui, dans quelques endroits, ont détruit les parois intestinales. Près de la valvule iléo-cœcale, une vaste ulcération d'une couleur violacée.

3. Ulcération dont les bords lacinés présentent un aspect cancéreux. Il ne reste plus que la tunique péritonéale.

4. Une ulcération d'un brun noirâtre au cœcum. Dans le trajet du colon, quelques ulcérations d'une forme allongée.

5. Section du colon.

6. Mésentère d'une teinte violacée et participant à l'altération intestinale.

7. Tuméfaction et induration des glandes mésentériques avec dégénérescence tuberculeuse.

GANGRÈNE

DU COLON ET DU RECTUM [1].

Romeuf, soldat au 21e régiment d'infanterie de ligne, entré au Val-de-Grâce le 2 avril 1838, salle 9, lit 44, se plaint d'être malade depuis quatre jours seulement; cependant l'altération de sa constitution, sa maigreur, son teint jaunâtre paraissent prouver qu'il est malade depuis plus longtemps; il présente les signes d'une gastro-entérite typhoïde grave, compliquée d'une congestion pulmonaire. La maladie, arrêtée par les antiphlogistiques, paraissait tendre vers la guérison, lorsque Romeuf se fit retomber par quelques imprudences de régime, et présenta une forte diarrhée qu'il avait cachée quelques jours. La suppression des aliments, qui avait été déjà commencée, quelques narcotiques, etc., parurent améliorer l'état de Romeuf. Ce malade sollicitait continuellement le médecin pour obtenir des aliments, lorsqu'il retomba encore avec diarrhée; de plus, il déclara qu'il avait une douleur dans le dos, et l'on observa vers l'épaule droite, au-dessous et en dehors de son angle inférieur, une énorme collection purulente. Cet abcès fut ouvert; peu de jours après Romeuf succomba, le 8 juin.

A l'autopsie on trouva, outre quelques plaques arborisées et quelques plaques de Peyer ulcérées dans les intestins grêles, tout le colon noir à l'intérieur; sa membrane muqueuse est épaissie et criblée d'ulcérations de formes irrégulières, à bords élevés d'un noir encore plus foncé que le reste et présentant une odeur gangréneuse; ces ulcérations

[1] Cette observation fait partie de la septième livraison.

sont si nombreuses qu'il n'y a pas deux pouces de la muqueuse qui en soient exempts.

La même altération se continue dans le rectum, où les lésions précédentes sont encore plus prononcées[1].

(Description de la pièce.)

1. Coupe du colon.
2. Colon descendant avec altération des parois externes.
3. Ouverture longitudinale du colon jusqu'à l'anus. C'est dans cette partie que l'on pourra observer les altérations décrites très-exactement dans l'observation.
4. Partie inférieure du rectum.
5. Épaississement considérable des parois intestinales dans les parties sillonnées par les ulcérations.
6. Ulcérations d'un gris verdâtre et sécrétion purulente.

[1] Cette observation se trouve représentée, ainsi que les deux précédentes, par le procédé de M. le docteur Thibert, avec une vérité frappante, dont ne sauraient approcher ni les dessins coloriés, ni les modèles en cire, ni, à plus forte raison, les préparations conservées dans l'alcool. Une nouvelle ère pour les collections d'anatomie pathologique doit dater de l'heureuse invention de M. le docteur Thibert.

C. BROUSSAIS.

TUMEUR CANCÉREUSE

DE LA HANCHE (côté droit). — DÉGÉNÉRESCENCE SQUIRRHEUSE ET FONGUEUSE DE LA VESSIE. — HYPERTROPHIE ET RAMOLLISSEMENT DE LA TÊTE DU FÉMUR [1].

Le 30 juin 1838 est entré à l'hôpital de la Charité, salle Ste-Vierge, n° 17, le nommé Millerot, âgé de 25 ans, pâtissier. Il y a dix-huit mois cet homme a été opéré par M. Roux d'un sarcocèle du côté gauche; après cette opération, dont le succès avait été complet en apparence, il a joui d'une bonne santé pendant cinq mois; au bout de ce temps il s'est aperçu de l'existence d'une tumeur à la partie supérieure et interne de la cuisse, elle était profondément située, et comme elle ne faisait éprouver aucune douleur, le malade put continuer ses occupations pendant deux mois encore; mais alors il commença à éprouver dans toute la hanche des douleurs très-cuisantes; la tumeur avait pris un volume un peu plus considérable. Ces deux circonstances le décidèrent à entrer à l'hôpital pour y subir un traitement. Il était couché au numéro 28 de la même salle; à cette époque l'état général du malade n'avait encore subi aucune atteinte grave; mais à la partie supérieure et interne de la cuisse droite, il existait une tumeur du volume du poing: elle semblait adhérente à la fois au pourtour du trou sous-pubien et à l'articulation coxo-fémorale; profondément cachée sous les muscles adducteurs, elle était dure, immobile, insensible à la pression, et devenait le siége de douleurs lancinantes par-

[1] Les observations des tumeurs cancéreuses de la hanche et de la cuisse ont été recueillies par M. Demeaux; celle de la hanche (côté droit) se trouve représentée dans les 4e et 5e livraisons.

fois très-vives, comme elle se développait avec une grande rapidité, le malade réclamait avec instance une opération. M. Velpeau diagnostiqua une masse cancéreuse dont il ne chercha pas à déterminer le siége précis, récidive du sarcocèle opéré, et refusa de tenter aucun moyen : le malade sortit après un séjour de huit jours, sans avoir subi aucun traitement.

Le malade est entré ensuite à l'hôpital Saint-Louis, où il a passé cinq mois environ. Pendant ce temps la tumeur a pris un développement considérable : il est rentré à la Charité le 30 juin, présentant l'état suivant :

La constitution du malade est détériorée, son teint est pâle et jaunâtre ; autrefois doué d'un peu d'embonpoint, il est aujourd'hui d'une maigreur extrême, sa figure présente l'expression de la douleur et du découragement ; l'appétit est pourtant très-bon, les digestions s'opèrent sans difficulté. La hanche du côté droit présente un volume énorme, la crête iliaque ne peut plus être sentie, la tumeur se prolonge également dans tous les sens, au point que la cuisse paraît implantée au milieu d'elle ; la jambe, de ce côté, paraît complètement saine, on y sent le battement des artères, mais on ne peut pas sentir ceux de la crurale au niveau de la tumeur ; la circulation veineuse ne paraît pas gênée, il n'y a aucune trace d'infiltration ; la peau qui recouvre la partie malade ne présente aucune altération, elle est seulement tendue et un peu amincie ; les veines qui rampent dans la couche sous-cutanée ne sont pas variqueuses, elles paraissent un peu dilatées ; au-dessus du niveau de la crête iliaque on aperçoit en dehors quelques bosselures qui donnent la sensation d'une fluctuation profonde. Plus en dedans, vers la fosse iliaque, en déprimant la paroi abdominale on sent que le prolongement de la tumeur occupe toute cette région ; une ponction pratiquée dans une des bosselures que j'ai signalées a donné issue à un liquide ressemblant assez exactement à de la teinture d'iode. Du côté de la cuisse la tumeur était très-exactement limitée à peu près au niveau du grand trochanter, cependant les mouvements du membre ne faisaient éprouver aucune douleur. En arrière la limite était moins exacte, elle se prolongeait en dedans jusqu'au sacrum, en haut jusque dans la région des flancs, où la masse antérieure et la masse postérieure semblaient se confondre au-dessus de la crête iliaque. Il n'y avait rien de particulier du côté des voies urinaires ni du tube digestif. On ne lui fait subir qu'un traitement palliatif; la masse est reconnue comme étant de nature cancéreuse; le malade est voué à une mort certaine.

Après deux mois de séjour à l'hôpital, la tumeur a pris un développement énorme, le membre correspondant s'est infiltré, la défécation est devenue difficile, dans les derniers jours il est survenu un dévoiement que rien n'a pu arrêter ; il n'y a eu rien de particulier du côté des voies urinaires. L'état général s'altère de jour en jour, le désespoir s'empare du malade, il meurt le 18 septembre au milieu d'atroces douleurs survenues depuis quelques jours dans la tumeur et dans le membre correspondant.

L'autopsie a été faite 48 heures après la mort. Le cadavre est d'une maigreur extrême; le membre du côté malade a au moins un volume quadruple de celui du côté sain, il est tout infiltré de sérosité; la peau qui recouvre la tumeur est luisante, fortement tendue; les veines qui rampent dans la couche sous-cutanée sont gorgées de sang.

Les dimensions de la tumeur sont énormes ; le ballon, mesuré transversalement au niveau des épines iliaques, présente 4 pieds 3 pouces de circonférence; mesurée de la partie interne et supérieure de la cuisse vers la région lombaire, elle présente 3 pieds 7 pouces. En dehors de la tumeur, dans le point où j'ai signalé des bosselures, après avoir enlevé la peau, on trouve une masse d'où s'écoule en assez grande quantité un liquide séro-sanguinolent, ce liquide est renfermé dans des espèces d'aréoles formées par un tissu mollasse, ressemblant à de la fibrine, qui existe au pourtour de la tumeur en quantité très-considérable. Du côté de l'abdomen, la tumeur présente, dans la fosse iliaque, le volume d'une tête d'adulte; le muscle iliaque, soulevé par elle, est étalé en membrane; le cœcum arrive au niveau de l'ombilic; du côté du petit bassin il y a prolongement considérable entre la vessie et le pubis, tout ce tissu cellulaire interposé est dégénéré en matière encéphaloïde; la vessie est déjetée jusque dans la fosse iliaque du côté opposé, les parois en sont dégénérées principalement du côté de l'os iliaque gauche; vue par la face interne elle présente des bosselures de matière cancéreuse; derrière la vessie existe aussi un prolongement considérable qui est appliqué contre le sacrum, cette masse est comme canaliculée pour le passage du rectum; les vaisseaux et nerfs cruraux n'étaient que soulevés et distendus; mais ils n'étaient pas enveloppés dans la tumeur; à la partie antérieure il y avait une rigole profonde pour les vaisseaux; l'artère avait deux pouces de longueur de plus que celle du côté opposé, depuis l'origine de l'hypogastrique jusqu'à celle de l'épigastrique; la veine présentait un allongement à peu près analogue; les muscles de la cuisse n'étaient pas non plus compris dans la tumeur, à l'exception toutefois des muscles qui s'insèrent dans la cavité digitale qu'il était presque impossible de reconnaître; quant aux muscles longs, ils étaient étalés en membrane, décolorés, mais n'avaient subi aucune dégénérescence. Une coupe verticale de la tumeur, faite d'avant en arrière et passant par le centre de la cavité cotyloïde, a fait connaître les altérations suivantes :

La cavité cotyloïde est placée au milieu d'une substance mollasse, comme fibreuse, entremêlée de matières encéphaloïdes; on ne voit aucune trace de l'os iliaque, il est dégénéré dans sa totalité, un stylet traverse dans tous les sens la masse qui le remplace ; cependant, à la partie antérieure on remarque une plaque qui a à peu près l'étendue d'une pièce de cinq francs, et qui présente la consistance osseuse ; la partie supérieure de la masse, qui semblait servir de point d'appui à la substance gélatiniforme que j'ai déjà mentionnée, présente des prolongements irréguliers, dont il est difficile d'assigner la nature, et qui semblent être des portions d'os dégénéré : en dedans, du côté du pubis, on ne trouve aucune trace du pubis ni de l'ischion; ces os sont dégénérés, ils semblent être le point de départ d'une masse fibreuse considérable, se prolongeant en arrière au devant de la vessie, et dans le petit bassin au devant du rectum, en avant formant une masse d'une consistance considérable, criant sous le scalpel, présentant tous les caractères du tissu fibreux.

La cavité cotyloïde était plus considérable qu'à l'état normal; le cartilage n'existait plus, il était remplacé par une membrane fibreuse ; la tête du fémur était hypertrophiée, ramollie, et permettait d'introduire sans difficulté dans la substance un stylet mousse.

Les organes de la cavité abdominale ne montraient aucune altération ; quelques ganglions mésentériques avaient aussi subi la dégénérescence cancéreuse.

Les deux poumons présentaient aussi des lésions du même genre ; à la partie supérieure il y avait des tubercules à l'état cru ; mais à la superficie de l'organe il y avait des masses cancéreuses offrant tout à la fois l'aspect encéphaloïde ; à la base du poumon droit il y avait une masse plus considérable que les autres, qui avait le volume d'un gros œuf de poule.

Le cerveau n'a offert aucune altération.

(Description des pièces.)

Nous n'avons pas voulu reproduire la tumeur dans son entier ; nous l'avons présentée dépouillée de tous les tissus environnants. Une section verticale a été faite afin de faire voir l'intérieur de la tumeur; le tissu osseux a disparu; dans quelques endroits on ne reconnaît plus que des tissus présentant l'aspect cartilagineux. On pourra juger, par toutes les irrégularités de cette vaste tumeur, de la bizarrerie de cette dégénérescence cancéreuse de l'os iliaque.

1. Section verticale de la tumeur.
2. Cavité cotyloïde du côté gauche.
3. Partie présentant l'aspect cartilagineux.
4. Partie de la tumeur située dans le bassin.

VESSIE.

1. Cul-de-sac de la vessie.
2. Partie gauche de la vessie avoisinant la tumeur cancéreuse. Les différents tissus qui composent cet organe sont dégénérés.
3. Côté droit de la vessie. Les parois sont en partie hypertrophiées, et au milieu de cet organe on rencontre les vestiges de la vésicule séminale du côté gauche qui se trouve atrophiée.
4. Vésicule séminale (côté droit).
5. Canal de l'urètre.

TÊTE DU FÉMUR.

1. Section verticale de la tête du col du fémur. Le tissu de cet os ramolli et d'une couleur roussâtre annonce un commencement de dégénérescence cancéreuse.

TUMEUR CANCÉREUSE

FORMÉE PAR UN GANGLION DU PLI DE L'AINE (côté gauche)[1].

Le 24 août 1838 est entré à l'hôpital de la Charité, salle Sainte-Vierge, n° 16, le nommé Tavernier (Robert), âgé de trente-cinq ans, maçon. Cet homme paraît doué d'une bonne constitution, d'une haute stature; il a un embonpoint médiocre, il est fortement musclé; jusqu'à ce jour il n'a jamais eu de maladie grave, et affirme n'avoir jamais eu d'affection vénérienne. Son père vit encore: âgé de soixante-neuf ans, il jouit d'une santé parfaite. Sa mère est morte à l'âge de quarante-deux ans d'une *maladie de matrice*. (Je n'ai pas pu avoir de renseignement plus précis.) Les autres membres de la famille jouissent aussi d'une bonne santé.

Il y a deux mois, au milieu de la santé la plus florissante, cet homme ressentit au gros orteil du côté gauche une douleur assez vive ; il attribua ce phénomène à une violence extérieure, et, suivant son expression, cherchant à oublier sa souffrance, il la supporta trois jours sans examiner la partie douloureuse. Lorsqu'il vit son orteil pour la première fois, il s'aperçut que le bourrelet charnu qui limite l'ongle à sa partie externe était fortement tuméfié, mais peu sensible à la pression, quoique très-rouge ; il consulta ce jour même un médecin, qui lui dit qu'il avait un ongle rentré dans les chairs et qu'il faudrait lui en faire l'extirpation. Peu satisfait de la proposition, il se résigna à garder cette maladie : il

[1] Cette pièce fait partie de la quatrième livraison.

pouvait néanmoins se livrer à ses occupations, et pour tout traitement il prenait fréquemment des bains de pieds; mais la maladie faisait des progrès rapides; au bout de trois semaines tout le pourtour de l'ongle fut envahi, celui-ci était en partie caché par les bourrelets qui le limitent. Dès-lors la marche devint pénible; il éprouvait même, après une course de peu de durée, une forte chaleur dans tout le pied, accompagnée d'élancements dans le gros orteil: le malade prit alors quelques jours de repos. Au bout de huit jours il voulut reprendre ses occupations, et le mal qui avait semblé rester stationnaire pendant quelques jours prit tout-à-coup de l'accroissement avec une nouvelle intensité; des tumeurs se manifestèrent dans la région de l'aine. Le malade, dès-lors, garda un repos absolu. Enfin, le 24 août, le gros orteil était devenu de plus en plus volumineux; l'une des tumeurs de l'aine avait acquis un volume plus considérable que les autres. Le malade est entré à la Charité, où nous constatons l'état suivant:

Le gros orteil du côté gauche a le volume d'une noix, l'ongle se trouve au fond d'une cavité limitée de chaque côté par un bourrelet charnu considérable; il ne paraît offrir aucune altération, mais les bourrelets sont rouges, comme granuleux, presque insensibles à la pression; mais faisant éprouver de temps en temps des douleurs lancinantes; à tous ces caractères on reconnaît une dégénérescence cancéreuse.

Les ganglions sous-inguinaux sont aussi le siége d'un engorgement considérable, que constate la même altération jusqu'au niveau du ligament de Fallope; l'un d'eux, placé à trois pouces environ au-dessous de l'arcade crurale, présente le volume d'une châtaigne, la peau qui le recouvre est fortement tendue, livide, et, à la partie la plus saillante de la tumeur, existe une légère ulcération à surface granulée; du reste elle n'est le siége d'aucune douleur. La tumeur de l'aine est regardée comme étant un ganglion lymphatique qui a subi la dégénérescence cancéreuse. L'état général du malade ne présente rien de particulier.

Le 25, la désarticulation de l'orteil est pratiquée par la méthode à lambeaux; la tumeur présente la dégénérescence encéphaloïde.

Les jours suivants, du côté de l'orteil, il ne se passe rien de remarquable; la plaie marche à la cicatrisation, elle offre un très-bel aspect : état général, parfaitement bon.

Le 18 septembre, la plaie de l'orteil est complètement cicatrisée.

Dans cet intervalle la tumeur de l'aine a pris un développement prodigieux; de jour en jour on l'a vue gagner en surface, en même temps que l'ulcération que j'ai déjà signalée prenait de l'extension.

Le 18 septembre, elle offre l'état suivant :

Le volume de la masse dégénérée est presque aussi considérable que celui du poing; la tumeur est divisée en deux portions par une bride verticale qui produit une espèce d'étranglement. La partie externe est la plus volumineuse, elle est ulcérée dans toute son étendue ; la surface très-irrégulière, d'une couleur livide ou noirâtre, présente alternativement des éminences comme fongueuses et des sillons très-profonds : elle est tellement insensible à la pression que le malade lui-même enlève de temps en temps avec son couteau les masses les plus exubérantes sans éprouver presque aucune douleur; du reste elle exhale une odeur nauséabonde (caractéristique du cancer).

La portion interne est fortement tendue et d'une couleur livide ; elle fait éprouver une sensation de constriction qui fait demander au malade le débridement de la partie ; du reste depuis plusieurs jours il réclame avec instance l'extirpation de la tumeur. L'état général du sujet n'a subi aucune atteinte.

Le 19 août, l'extirpation de la tumeur est pratiquée par M. Vidal de Cassis, chargé du service par intérim. Deux incisions demi-circulaires ont été pratiquées l'une sur l'autre au-dessous de la tumeur; ensuite, à l'aide des doigts particulièrement, la tumeur a été séparée des parties environnantes. L'aponévrose de la cuisse n'a pas été intéressée, on voit au-dessous d'elle les battements de l'artère crurale. Plusieurs petits vaisseaux ont été ouverts, on en fait la ligature non sans quelque difficulté; un, plus volumineux que les autres, situé à la partie supérieure de la plaie, et pour ainsi dire caché sous l'aponévrose, est plus difficile à saisir que tous les autres; la plaie est pansée comme à l'ordinaire, et le malade rapporté dans son lit.

Six heures après l'opération, une hémorrhagie assez abondante se montre à la partie supérieure de la plaie, on fait des tentatives inutiles pour lier le vaisseau ouvert; on est obligé d'avoir recours à la pression : l'hémorrhagie est définitivement suspendue.

Le 20 au matin, le malade est dans un état assez satisfaisant ; la nuit a été bonne, il a dormi cinq heures environ , le pouls est à 70, il est un peu dur ; l'hémorrhagie n'a pas reparue, le malade demande des aliments.

Le soir, le malade éprouve du malaise, il a de la céphalalgie ; la peau est chaude, le pouls dur, au même point que le matin; la soif est ardente, la langue rouge, les yeux larmoyants.

Le 22, le malade est dans un état satisfaisant. La nuit a été bonne ; il éprouve dans la plaie et dans le membre correspondant une espèce d'engourdissement, mais sans douleur bien caractérisée. Les accidents de la veille sont tout-à-fait apaisés ; le malade est allé à la selle dans la nuit.

A une heure après midi, un frisson violent se manifeste, il dure jusqu'à trois heures environ; une période de chaleur succède à celui-ci, et enfin est survenue une période de sueur qui a duré jusqu'à six heures du soir; pendant cette dernière période le malade était dans une agitation extrême; le pouls était dur et fréquent; il éprouvait une douleur vague dans la poitrine et une céphalalgie intense.

Le 23, le malade a passé une mauvaise nuit. Sans éprouver aucune douleur fixe, il était dans une grande agitation. Son pouls, plus fréquent que la veille, offre beaucoup d'inégalité.

Le soir, les accidents de la veille se manifestent encore, mais avec moins de régularité; ils ont duré jusqu'au milieu de la nuit.

Le 24, le malade est abattu, son pouls est dur et fréquent, la face pâle, la peau chaude et d'une couleur terreuse. On enlève le premier appareil, la plaie présente un très-bon aspect, la suppuration n'est pas encore établie, l'hémorrhagie ne reparaît pas, on fait un pansement simple.

Dès ce jour la plaie ne présente rien de particulier, elle conserve jusqu'à la fin un très-bon aspect; la suppuration est très-peu abondante.

Les accidents généraux persistent; le 26, à la visite, on le trouve dans un état de délire qui durait depuis la veille, dans une agitation extrême; son pouls est petit et fréquent; continuellement baigné de sueur; la langue est rouge, couverte sur le milieu d'un enduit jaunâtre. Depuis la veille il est atteint d'une toux comme convulsive, il expectore une matière muqueuse, quelquefois liquide, quelques instants après presque concrète et filante. Les accidents vont en augmentant, le délire se continue, le malade meurt le 27 à midi et demi.

Autopsie. L'autopsie a été faite trente-huit heures après la mort. A l'extérieur rien de particulier, les ganglions lymphatiques qui avoisinaient la plaie sont, les uns seulement hypertrophiés, les autres au contraire, ceux surtout qui se prolongeaient dans le bassin, présentent la dégénérescence encéphaloïde ; la veine crurale ne présente aucune trace d'inflammation; mais au niveau du ligament de Fallope, une partie de la paroi présente une épaisseur d'une ligne environ, d'une couleur jaunâtre, d'une consistance fibreuse, d'un aspect lardacé; les organes abdominaux sont du reste parfaitement sains; quant à la cavité thoracique, les deux plèvres étaient recouvertes par une fausse membrane assez épaisse, il existait de chaque côté un épanchement assez considérable constitué par une sérosité lactescente dans laquelle nageaient une grande quantité de fragments de fausses membranes détachées. Les poumons, incisés dans toute leur étendue, ont présenté l'état suivant : dans une grande partie de cet organe , on remarquait de l'hépatisation du second degré de la pneumonie ; mais on remarquait dans chaque poumon plusieurs foyers d'un aspect grisâtre, d'où on faisait suinter le pus par une pression même très-légère ; ces foyers étaient au moins au nombre de dix ou douze dans chaque poumon, quelques-uns avaient près d'un pouce carré.

(Description de la pièce.)

1. La partie externe de cette tumeur est sillonnée d'ulcérations.

2. Une section transversale a été faite afin de faire voir le tissu (encéphaloïde).

3. A la base de cette tumeur on reconnaît la dégénérescence cancéreuse.

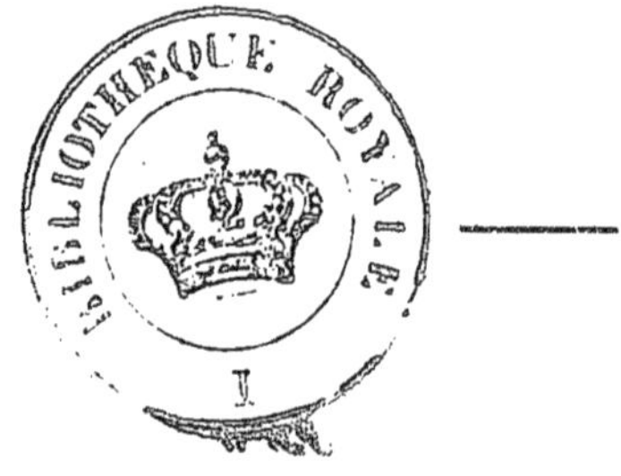

ENTÉRITE TYPHOIDE.

PLAQUES DE PEYER BOURSOUFFLÉES ET ULCÉRÉES AU DÉBUT [1].

Parcet, soldat au 30e de ligne, entré le 24 juin au Val-de-Grâce, salle 8, lit 41, se dit malade depuis quatre jours, offre tous les symptômes de la gastro-entérite-typhoïde, avec phénomènes cérébraux prononcés, tels que délire violent, cris, agitation, efforts continuels pour sortir de son lit; les saignées et les applications de sangsues et de ventouses à l'abdomen, ainsi que les boissons chlorurées, calment un peu ces symptômes sans les arrêter. Mort le 2 juillet, huit jours après l'entrée du malade, douze jours après le début de la maladie.

Le cerveau ne présente qu'une très-légère injection; l'estomac d'un rouge vif, avec épaississement de la muqueuse dans sa partie supérieure; ramollissement de cette même membrane.

Les intestins grêles; rien de remarquable dans les trois-quarts supérieurs; mais dans le quart inférieur, on voit apparaître des ulcérations à fond rouge, bords rouges et élevés, avec épaississement de la muqueuse, d'abord disséminées, puis rapprochées, et de trois à quatre lignes de diamètre; à un demi-pied de la valvule iléo-cœcale, la muqueuse est épaissie, boursoufflée, d'un rouge tirant un peu vers le noir, avec plusieurs ulcérations semblables aux précédentes.

[1] Observation communiquée par M. C. Broussais.

(Description de la pièce.)

1. Partie supérieure et section de l'intestin grêle qui se trouve représenté dans une étendue de deux pieds quatre pouces.
2. Section du mésentère.
3. Ulcérations qui naissent à deux pieds au-dessus de la valvule iléo-cœcale.
4. De nombreuses ulcérations de forme allongée sillonnant les grandes plaques de Peyer, près de la valvule.
5. Cœcum.
6. Section du gros intestin.
7. Appendice cœcale.

EMPOISONNEMENT

PAR LE CYANURE DE MERCURE ; ALBUMINURIE LATENTE[1].

Vomissement de la substance vénéneuse, néanmoins développement d'une stomatite et d'une gastrite intenses; urine albumineuse ; insuffisance des antiphlogistiques ; mort. — Estomac enflammé ; reins offrant plusieurs degrés de l'albuminurie ou maladie de Bright.

Un cocher nommé Ficher (Georges), âgé de 39 ans, Allemand, d'une très-forte constitution, demande avis pour quelques symptômes vénériens qui le tourmentent depuis quelque temps. On lui conseille, entre autres moyens, de prendre chaque jour une pilule de la masse suivante : dix grains de cyanure de mercure et autant d'extrait thébaïque, à diviser en vingt pilules. Au lieu de se contenter de la dose déjà un peu élevée qu'on lui indique, le malade prend les vingt pilules en une seule fois, le 15 novembre. Bientôt il éprouve des vomissements abondants et de vives douleurs à l'épigastre. On lui donne les premiers soins que réclame son état. Les vomissements continuent. Le lendemain, 16 novembre, le malade entre à l'hôpital Beaujon.

16 *novembre.* — Faciès exprimant l'anxiété ; impossibilité de parler; langue douloureuse, doublée de volume, un peu rouge, couverte sur ses côtés et sur sa face inférieure d'aphthes couenneux elliptiques ; muqueuse des joues gonflée, pâle et n'offrant pas de concrétion pseudo-membraneuse ; point de salivation ; déglutition pénible, bien que la gorge

[1] Observation communiquée par M. Martin Solon, médecin de l'hôpital Beaujon.

ne présente aucune lésion notable; vomissements fréquents de mucus ou de boissons, épigastre peu douloureux, point de garde-robe; point de fréquence du pouls ni de chaleur à la peau; suppression d'urine; intégrité complète des facultés intellectuelles et du mouvement des membres. — Cautérisation des aphthes avec l'acide chlorhydrique affaibli; prescription de quatre pilules contenant chacune demi-grain d'acétate de plomb cristallisé, un grain de conserve de roses et de thridace; sangsues à l'épigastre; infusion de guimauve coupée de lait pour boisson; gargarisme et lavements émollients.

17 *et* 18. — Point de nouveaux accidents; la langue est diminuée de volume, mais les vomissements persistent; les pilules et les boissons sont rejetées; l'urine excrétée est rare, acide, d'une couleur normale, d'une densité plus que moyenne, et contient une forte proportion d'albumine. La région rénale est légèrement douloureuse à la percussion, il n'y a point de trace d'anasarque, et le malade n'en a jamais été atteint. Quinze sangsues à l'épigastre, bains, tisane de guimauve et de lait, cataplasmes, lavements.

19 *et* 20. — Le malade arrache les eschares produites sur sa langue par la cautérisation, bouche ensanglantée, vomissements chargés de sang, épigastre indolent, diminution considérable de la sécrétion de l'urine, ce liquide continue à être albumineux; gargarisme alumineux et opiacé.

21, 22 *et* 23. — Langue toujours couverte de sang, mais revenant à son volume presque normal; persistance des vomissements, point de fièvre, bains, cataplasmes.

24. — Vomissements réitérés, sensibilité notable de l'épigastre, pouls plus fort, donnant quatre-vingts battements par minute; urine toujours albumineuse. Saignée de douze onces (caillot couenneux nageant dans son volume de sérosité); trois ventouses sur l'épigastre, cataplasme.

Mort pendant la nuit.

Autopsie cadavérique. — La langue est revenue à son volume normal ; elle présente les traces des aphthes cautérisées. La membrane muqueuse de la bouche et du pharynx n'offre rien de remarquable ; l'épithélium de l'œsophage semble plus blanc et plus épais que de coutume, surtout vers l'extrémité inférieure de ce conduit. La face interne de l'estomac présente, vers le cardia, une large plaque inflammatoire qui occupe toute l'étendue du grand cul-de-sac de l'organe ; elle est d'un rouge brun au centre et d'une couleur moins foncée à la circonférence ; la membrane muqueuse, dans l'épaisseur de laquelle cette couleur est développée, n'est pas ramollie ; le mucus qui la recouvre est abondant et ne contient pas de sang ; les vaisseaux que l'on voit au-dessous sont développés et se font remarquer par leur couleur rouge ; les vaisseaux capillaires sont fortement injectés et donnent à la surface enflammée la couleur foncée qu'elle présente au centre, et le pointillé d'un rouge vif que l'on voit à la circonférence. Une plaque semblable, plus foncée au centre mais beaucoup moins étendue, existe vers le pylore. Le reste de la membrane muqueuse, placé entre ces deux plaques, est légèrement grisâtre. Il n'existe point de lésion notable dans le reste du canal intestinal.

Le foie, la rate et le cœur ont une consistance normale et n'offrent rien de particulier.

Les reins sont plus volumineux et plus mous que dans l'état normal ; ils présentent des enfoncements et des bosselures qui semblent déterminés par la compression que les parties environnantes ont fait subir à ces organes hypertrophiés.

Ces organes sont jaunâtres dans la plus grande partie de leur surface ; le reste présente un mélange de marbrure jaunâtre et rougeâtre. Cette marbrure, disséminée par plaques inégales sur la plus grande partie des reins, offre çà et là un pointillé grenu jaunâtre, environné de tissu rougeâtre, qui semblerait annoncer le développement prochain des granulations du docteur Bright. La membrane fibreuse qui recouvre les reins se déchire facilement ; leur tissu est mou et se divise promptement par la pression du doigt ; fendu verticalement, on voit que ce tissu présente une hypertrophie notable de sa substance corticale. La texture de cette substance est remarquable par les stries alternativement rougeâtres et jaunâtres que nous avons reproduites dans la seconde planche de notre ouvrage sur l'*Albuminurie*, ou maladie de Bright. (In-8°, Paris, Béchet, 1838.) Cette disposition organique caractérise le second degré de cette maladie [1]. Quelques points de substance corticale, qui pénètrent entre les tubulures, ont atteint le ton jaunâtre du troisième degré de la maladie. La substance tubuleuse elle-même, intacte presque partout, offre à la base de quelques-uns de ses cônes un commencement de dégénérescence indiquant la marche progressive de l'affection rénale, marche progressive dont M. Thibert a reproduit le quatrième degré, ou la forme granuleuse, dans la seizième livraison de son Anatomie pathologique.

Nous n'avons eu à combatre, chez ce malade, que des accidents de phlegmasie, car les vomissements abondants qu'il éprouva ont, en expulsant la substance vénéneuse, empêché le développement d'autres symptômes que ceux de la violente inflammation qui devait suivre le contact de dix grains de cyanure de mercure avec la membrane mu-

[1] M. Thibert en a fait le sujet d'une partie de la sixième livraison de son anatomie pathologique en relief. Le talent si remarquable avec lequel ce médecin distingué a reproduit plusieurs lésions morbides, m'a fortement fait désirer qu'il voulut bien employer son procédé pour faire connaître l'altération organique constituant l'albuminurie ou maladie de Bright, ce procédé me paraissant supérieur à tous ceux que nous connaissons. MARTIN SOLON.

queuse de la bouche et de l'estomac. C'est à cause de ces vomissements abondants que les symptomes d'intoxication thébaïque n'ont pas dû se manifester, puisque l'extrait d'opium n'a pu être absorbé. L'intensité de la lésion stomacale fait comprendre l'inutilité du traitement antiphlogistique employé dès l'entrée du malade à l'hôpital.

La présence de la quantité considérable d'albumine contenue dans l'urine de ce malade a dû nous rappeler l'opinion de quelques savants médecins anglais, et nommément de M. Gregory, qui pensent que l'usage des préparations mercurielles rend la sécrétion urinaire albumineuse. L'examen assidu de l'urine de plus de quarante malades atteints de stomatite mercurielle, ou faisant usage, sans accident et pour différentes causes, de préparations hydrargyriennes, nous avaient convaincu que le mercure n'exerce point cette action sur le système rénal. Nous pensions que l'opinion de nos confrères s'était formée sur des faits dans lesquels il y avait eu coïncidence de l'emploi de substance mercurielle et de maladie des reins. Le fait suivant nous a suggéré cette opinion : c'est celui d'un homme qui, sous l'influence de chagrins causés par son infidèle moitié, prit l'été dernier, en une fois, plusieurs onces de liqueur de Van-Svieten. L'eau albumineuse dissipa promptement les accidents d'empoisonnement; mais les urines, devenues aussi albumineuses que dans la maladie de Bright, conservèrent ce caractère pendant tout le temps, trois semaines au moins, que nous fîmes rester cet homme à l'hôpital.

Le fait de Fischer avait trop de rapport avec celui du malheureux mari, pour ne l'en pas rapprocher. Aussi, comparant ces deux observations avec les faits vingt fois plus nombreux d'hydrargyrie dans lesquels l'urine n'était point devenue albumineuse, nous n'avons pas hésité à attribuer encore la présence de l'albumine, dans l'urine de ce nouvel empoisonné, à une maladie des reins. L'autopsie a démontré l'exactitude du diagnostic pour l'un des deux cas. Dira-t-on que la prédisposition de ces deux sujets a déterminé sur leurs reins une action qui a pu ne pas s'exercer sur ceux de quarante autres malades? Nous ne combattrons pas cette objection qui ne nous paraît ni sérieuse ni soutenable. Nous ferons même observer qu'il nous semble impossible d'admettre que le cyanure de mercure ait agi sur les reins de Fischer, puisque les vomissements ont dû aussi bien empêcher l'absorption de cette substance que celle de l'extrait thébaïque. Nous croyons plus rationnel de penser que l'affection rénale préexistait, bien que les malades ne s'en doutassent point. Enfin, en admettant l'action du cyanure mercuriel sur les reins, il serait difficile de comprendre comment une altération rénale de cette intensité a pu se développer en aussi peu de temps.

Nous pourrions joindre à ceux-ci plusieurs autres faits qui démontrent également que l'examen de l'urine fait reconnaître l'existence de l'albuminurie ou maladie de Bright long-temps avant qu'elle ne se manifeste par l'anasarque et les collections séreuses qui caractérisent ses périodes avancées.

(Description de la pièce.)

1. Section longitudinale faite dans le sens de la petite courbure de l'estomac.

2. Section de l'œsophage à dix-huit lignes de l'orifice cardiaque

3. Cardia.

4. Partie supérieure du grand cul-de-sac de l'estomac.

5. Section transversale à partir de la grande courbure de l'estomac.

6. Fragment qui constitue la partie supérieure de l'estomac.

7. Fragment qui constitue la partie inférieure de cet organe.

8. Orifice pylorique.

9. Portion du duodénum.

10. Section du duodénum, dix-huit lignes au-dessous de l'orifice pylorique.

(Explication des pièces de l'albuminurie au deuxième degré.)

Rein entier. — Hypertrophie et changement de forme. A la surface extérieure, on reconnaît facilement les changements de teinte et de coloration qui caractérisent cette maladie quand elle est arrivée au deuxième degré.

Rein ouvert. — Hypertrophie. Les changements dans les teintes du rein sont très-prononcées, les stries rougeâtres et jaunâtres se prolongeant entre la substance tubuleuse qui, dans quelques endroits, forme le passage du deuxième au troisième degré. Nous nous abstiendrons de décrire d'une manière plus détaillée une altération que la pièce seule pourra faire comprendre.

Au moment où je terminais la première partie du texte de mon *Anatomie Pathologique en Relief*, la mort est venue frapper un de mes meilleurs protecteurs qui ne cessait, dans tous ses entretiens, de m'encourager et de me guider de ses bons conseils. Cette perte, sensible pour la science et douloureuse pour moi, m'ayant privé de l'assentiment écrit que cet illustre physiologiste avait promis de me donner, j'ai cru convenable de le demander à M. le docteur Casimir Broussais. Mieux que personne il connaissait l'opinion de son honorable père sur mes travaux, et il a bien voulu m'adresser la lettre suivante :

MONSIEUR ET TRÈS-HONORÉ CONFRÈRE,

Vous m'avez demandé de vous transmettre par écrit l'opinion de mon père sur vos préparations d'*Anatomie Pathologique en Relief*.

Je puis affirmer que mon père avait été vivement frappé de la vérité de ces pièces, et qu'il considérait votre invention comme une importante conquête des arts d'imitation sur la nature.

Puisse ce témoignage posthume et fidèle de celui à qui il aurait dû être donné de pouvoir, aujourd'hui et long-temps encore, l'écrire de sa main, vous encourager et vous être utile.

Agréez, etc. CASIMIR BROUSSAIS.

6 décembre 1838.

ANATOMIE

PATHOLOGIQUE

AVEC

MODÈLES EN RELIEF

PAR LE DOCTEUR **FÉLIX THIBERT** (DE SEURRE).

CATALOGUE DES PIÈCES

QUI FORMENT

LES VINGT PREMIÈRES LIVRAISONS

ACTUELLEMENT EN VENTE.

L'ouvrage formera 80 livraisons qui représenteront plus de trois cents cas d'anatomie pathologique.

Le prix de chaque livraison, pour Paris, est de 40 fr. La 1re livraison seule, dans laquelle nous avons été obligés de donner une pièce de chacune des parties de l'Anatomie pathologique, et qui forme notre spécimen, sera élevée au prix de 60 fr. avec le volume.

Les médecins pourront se procurer des parties et des pièces séparées.

8

1re LIVRAISON.

1° Fracture de l'olécrane, fracture comminutive du col anatomique et du col chirurgical de l'humérus, consolidation des fractures multiples, traitement par la demi-flexion (*Anatomie pathologique chirurgicale*). Observation, pag. 63.

2° Morve sur le cheval. Cloison qui tapisse les fosses nasales (côté gauche); pustules et ulcérations de la membrane pituitaire. (*Anatomie pathologique comparée*). Observation, pag. 84.

3° Plaques de Peyer ulcérées, noires, comme cancéreuses; tuméfaction et induration des glandes mésentériques. (*Anatomie pathologique médicale.*) Observation, pag. 86.

4° Empoisonnement par le cyanure de mercure, stomatite et gastrite. On voit au grand cul-de-sal de l'estomac, près de l'orifice cardiaque, une vaste plaque d'un rouge intense, dans quelques points d'une couleur brunâtre; près de l'orifice pylorique une autre plaque moins étendue et moins injectée. (*Anatomie pathologique médico-légale*). Observation, pag. 104.

2e LIVRAISON.

5° Morve sur l'homme. Pustules, phlyctènes et taches gangréneuses sur la face, le col, etc. Une grande quantité d'ulcérations et de pustules sur la membrane pituitaire fortement injectée et tuméfiée. Observation, pag. 67.

6° Morve sur l'homme. Larynx. A la face postérieure et inférieure de l'épiglotte, la membrane muqueuse est injectée et parsemée d'ulcérations. Observ., pag. 67.

7° Morve sur l'homme. Cloison des narines, injection de la membrane pituitaire, avec ulcérations et pustules. Observ., pag. 67.

3e LIVRAISON.

8° Morve sur le cheval. Section de la tête (côté gauche). Cette coupe fait voir la cloison dans ses rapports avec la voûte palatine et l'éthmoïde; sur cette cloison on trouve un grand nombre d'ulcérations qui ressemblent par leur forme à celles observées sur l'homme. Descript., pag. 84.

9° Morve sur le cheval. Section de la tête (côté droit). La cloison et le cornet supérieur étant enlevés, on voit sur le cornet inférieur de nombreuses ulcérations sillonnant la muqueuse nasale. Descrip., pag. 84.

4e LIVRAISON.

10° Péritonite intestinale. La membrane séreuse des intestins est fortement injectée; plusieurs ulcérations d'une couleur noirâtre, comme gangréneuse, existent sur les parois externes de l'intestin grêle. Observ., pag. 86.

11° Tumeur cancéreuse de la cuisse (côté gauche); sa surface extérieure couverte d'ulcérations sécrète un liquide sanieux ; dégénérescence squirrheuse à sa base Observ., pag. 96.

12° Vessie avec dégénérescence squirrheuse et cancéreuse. Cette pièce fait partie de la maladie cancéreuse de la hanche (côté droit). La vésicule séminale du même côté est atrophiée. Observ., pag. 90.

5e LIVRAISON.

13° Tumeur cancéreuse de la hanche (côté droit). Le volume en est énorme; elle offre, dans son plus grand diamètre, une circonférence de quatre pieds trois pouces. Il ne reste plus, pour reconnaître l'os iliaque, que la cavité cotyloïde. Observ., pag. 90.

14° Tête du fémur faisant partie de la tumeur cancéreuse de la hanche, côté droit; hypertrophie, ramollissement et dégénérescence de cet os. Observ., pag. 90.

6e LIVRAISON.

15° Entérite typhoide. Inflammation et ulcération des plaques de Peyer qui, près de la valvule iléo-cœcale, présentent dans toute leur intensité, les lésions anatomiques de cette maladie. Observ., pag. 102.

16° Albuminurie ou maladie de Bright. Ce rein hypertrophié présente à la surface externe des marbrures rougeâtres et jaunâtres qui forment le deuxième degré de cette affection. Observ., pag. 107.

17° Albuminurie ou maladie de Bright. Ce rein, incisé par sa convexité, fait connaître une hypertrophie de la substance corticale sillonnée par des stries alternativement jaunâtres et rougeâtres, caractères distinctifs du deuxième degré. Observ., pag. 107.

7e LIVRAISON.

18° Gangrène du colon et du rectum avec épaississement des parois intestinales. La muqueuse sillonnée d'ulcérations présente une teinte mélanique. Observ., pag. 88.

19°, 20°, 21°, 22°, 23°. Fracture intra-capsulaire du col du fémur, occasionnée par une chute sur le côté.

Inflammation et destruction du sac médullaire et de son enveloppe.

Inflammation et nécrose du corps du fémur; perforation de cet os donnant lieu à une fistule qui faisait communiquer l'abcès du canal médullaire avec un abcès extérieur de la cuisse. Toutes ces lésions sont consécutives à cette fracture.

Cinq pièces représentent ce cas intéressant d'anatomie pathologique.

8e LIVRAISON.

24° Intestin grêle d'un scorbutique. Cette pièce fait voir la couleur légèrement verdâtre de la muqueuse et des valvules conniventes dans une étendue de cinq pieds; en outre des taches d'un vert ardoisé tirant sur le brun à l'endroit des plaques de Peyer.

25° Estomac d'un scorbutique. L'intérieur de cet organe présente, à sa partie inférieure, une large plaque verte ardoisée près de l'orifice pylorique. Le duodénum présente dans son trajet une couleur d'un jaune noirâtre.

26° Colon d'un scorbutique. Près de la valvule iléo-cœcale, on aperçoit une large plaque de Peyer d'une teinte violacée et d'un jaune-orangé ; le gros intestin présente une couleur d'un vert foncé diminuantprogressivement jusqu'à l'orifice du rectum, l'appendice cœcale offre à l'intérieur cette teinte.

9e LIVRAISON.

27° Péritonite et mésentérite chronique. Injection pointillée et granulations fusiformes sur le mésentère et la tunique séreuse de l'intestin grêle.

28° Epiploït. Injection pointillée et granulations fusiformes sur l'épiploon gastro-colique et sur le colon transverse. Ces mêmes lésions existaient aussi sur les épiploons gastro-hépatique et gastro-splénique.

29° Entérite typhoïde. Ulcérations des plaques de Peyer, perforation de l'intestin grêle, péritonite aiguë de l'intestin grêle avec de fausses membranes.

10e LIVRAISON.

30° Hypertrophie de la rate présentant six pouces huit lignes de haut en bas, et cinq pouces six lignes de largeur sur dix-huit lignes d'épaisseur; transformation cartilagineuse d'un côté, rate à l'état rudimentaire.

31° Entérite typhoide. Deux vastes ulcérations fongueuses des plaques de Peyer près de la valvule iléo-cœcale, boursoufflement de ces mêmes plaques, présentant une couleur lie de vin et une dégénérescence cancéreuse ; d'autres plus petites parcourent l'intestin grêle dans une grande étendue ; la muqueuse se trouve d'une teinte jaune-orangée, et dans quelques parties fortement irritée.

32° Recto-colite chronique. Cette partie du colon présente le rectum et la fin de l'*S* iliaque. Les parois de cet organe ont acquis un développement considérable et une dégénérescence squirrheuse ; la membrane externe fortement injectée présente une teinte violacée ; la muqueuse, d'un rouge intense, est sillonnée d'une grande quantité d'ulcérations variables dans leur forme et dans leurs profondeurs ; de petits caillots sanguins existent au centre de chaque ulcération.

11e LIVRAISON.

33° Colite chronique. Vastes et nombreuses ulcérations d'une couleur lie de vin, situées entre les valvules conniventes du colon transverse ; le plus grand nombre présentent l'aspect fongueux ; on remarque en outre un épaississement considérable et un commencement d'induration squirrheuse des parois intestinales avec injection de la membrane séreuse.

34° Phthisie a l'état miliaire. Un grand nombre de tubercules de la grosseur d'un grain de millet se trouvent disséminés sur la surface et dans l'intérieur du poumon ; quelques tubercules agglomérés se sont ramollis et présentent de petites ulcérations tapissées par une fausse membrane.

35° Phthisie pulmonaire. On observe de vastes ulcérations au sommet du poumon gauche ; à l'intérieur une masse de tubercules en suppuration, et à la surface de cet organe des taches blanchâtres formées par le ramollissement de la matière tuberculeuse.

12e LIVRAISON.

36° Cœur d'un volume considérable et œdème des poumons. Cette pièce représente ces deux organes dans leurs rapports respectifs : hypertrophie avec dilatation du ventricule et de l'oreillette gauches ; de l'aorte ; dilatation considérable du ventricule et de l'oreillette droits ; amincissement des parois de ces mêmes cavités, ossification de la valvule tricuspide, etc. (*Mensuration du cœur.*) Six pouces six lignes transversalement, sept pouces de haut en bas et vingt-sept pouces de circonférence. Les parois du ventricule gauche ont de huit à dix lignes d'épaisseur ; celles du ventricule droit d'une à deux lignes. L'aorte, à son point de départ, présente une circonférence de six pouces ; à l'origine des troncs brachio-céphaliques, cinq pouces ; son diamètre diminue insensiblement, et ce n'est qu'après un trajet de quinze pouces qu'elle a son volume ordinaire.

37° Hypertrophie de la vésicule biliaire occasionnée par un calcul obstruant le canal cholédoque.

13e LIVRAISON.

38° Phthisie laryngée. Inflammation et ulcération de la membrane muqueuse laryngo-trachéale.

39° Larynx et trachée-artère d'un scorbutique. La muqueuse laringo-trachéale est d'un vert-ardoise, plus foncé entre les intervalles des cerceaux cartilagineux.

40° Bronchite. Inflammation de la muqueuse de la trachée-artère et des bronches.

41° Hypertrophie générale et excentrique du cœur avec deux taches blanchâtres qui seraient le résultat d'ancienne péricardite ; épaississement des parois du ventricule droit et dilatation du ventricule gauche dont les parois sont à l'état naturel.

14e LIVRAISON.

42° SPHACÈLE des muscles de la poitrine, du col et de l'aisselle (côté droit). Altération de tout le tissu cellulaire sous-cutané et destruction de ce même tissu entre les intervalles musculaires.

43° NÉCROSE du tibia.

15e LIVRAISON.

44° ENTÉRITE TYPHOIDE. Boursouflement et injection des plaques de Payer sans ulcérations.

45° COLITE CHRONIQUE. Ulcérations de la muqueuse dans le gros intestin.

46° COEUR. Dépôt d'une matière tuberculeuse entre les colonnes charnues, et dans les parois du ventricule droit.

16e LIVRAISON.

47° HYPERTROPHIE concentrique du ventricule gauche du cœur ; les parois de cette cavité ont acquis un développement tel qu'on ne peut y faire pénétrer le petit doigt

48° ALBUMINURIE ou maladie de Bright. Ce rein présente à sa surface extérieure des élévations jaunâtres formées par l'agglomération d'une grande quantité de granulations, caractère qui constitue le quatrième degré de cette affection.

49° ALBUMINURIE ou maladie de Bright. Ce rein incisé par sa convexité offre la substance corticale jaunâtre et parsemée de granulations blanchâtres, ce qui forme le quatrième degré de cette affection.

17e LIVRAISON.

50° Sphacèle des muscles superficiels et profonds du dos, destruction des aponévroses d'enveloppe.

51° Carie du grand trochanter.

18e LIVRAISON.

52° Congestion générale à la surface du cerveau avec épanchement sanguin à la base de cet organe.

53° Vaste lipome à pédicule.

54° Albuminurie ou maladie de Bright. Ce rein hypertrophié et incisé par sa convexité fait voir cette dégénérescence jaunâtre dans toute l'épaisseur de la substance corticale, qui dans quelques parties a détruit la substance tubuleuse, ce qui constitue le troisième degré de cette affection.

19e LIVRAISON.

55° Entéro-mésentérite typhoïde. Il existe dans toute l'étendue de l'estomac une inflammation très-prononcée qui se prolonge sur le duodénum, où l'on remarque un développement des follicules de Brunner.

56° Entéro-mésentérite typhoïde. Cette pièce représente l'extrémité inférieure de l'intestin grêle et une partie du colon. A partir de la valvule iléo-cœcale le gros intestin offre une éruption pustuleuse extraordinaire et du plus haut intérêt; ces pustules, ulcérées à leur sommet, présentent tous les signes inflammatoires.

57° Albuminurie ou maladie de Bright. Ce rein hypertrophié présente extérieurement cette dégénérescence jaunâtre qui caractérise le troisième degré de cette affection.

20e LIVRAISON.

58° Fracture de l'extrémité inférieure du radius et luxation du poignet en avant. Cette pièce représente les déplacements et les saillies survenues dans l'articulation du poignet pendant la vie et qui ont fait constater cette fracture.

59° Même fracture et même luxation dépouillées de tous les tissus environnants. Pièce préparée après la mort.

60° Luxation du poignet en arrière, sans fracture du radius.

Chaque pièce est revêtue du cachet de l'auteur. Les modèles sont en grande partie placés dans des cadres à dos de livre, afin de pouvoir être rangés de manière à former une bibliothèque.

Toutes les demandes ou réclamations devront être adressées *franco* à M. le docteur Félix Thibert, rue du Cherche-Midi, 100; et à ses agents à Paris et à Londres.

Les personnes qui désireraient voir les modèles en relief pourront en prendre connaissance tous les jours chez l'auteur, de 11 à 3 heures.

TABLE DES MATIÈRES.

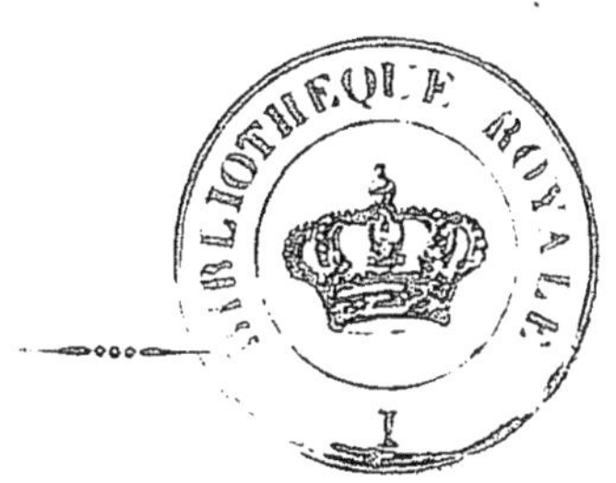

www.ingramcontent.com/pod-product-compliance
Ingram Content Group UK Ltd.
Pitfield, Milton Keynes, MK11 3LW, UK
UKHW021059200726
13857UKWH00003B/1010